许勉斋　遗著
董汉良　整理

勉斋医诀与医话

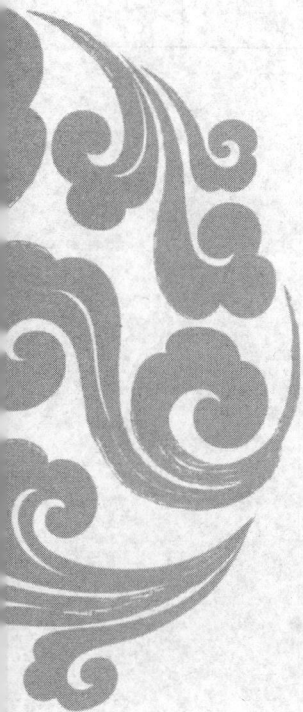

中国中医药出版社
·北　京·

图书在版编目（CIP）数据

勉斋医诀与医话/许勉斋遗著；董汉良整理. —北京：中国中医药出版社，
2018.5

ISBN 978 – 7 – 5132 – 4724 – 5

Ⅰ.①勉… Ⅱ.①许… ②董… Ⅲ.①中医临床 – 经验 – 中国 – 现代 ②医
话 – 汇编 – 中国 – 现代 Ⅳ.①R249.7

中国版本图书馆 CIP 数据核字（2017）第 312304 号

中国中医药出版社出版

北京市朝阳区北三环东路 28 号易亨大厦 16 层
邮政编码 100013
传真 010 – 64405750
山东百润本色印刷有限公司印刷
各地新华书店经销

开本 880 × 1230 1/32 印张 9.5 字数 186 千字
2018 年 5 月第 1 版 2018 年 5 月第 1 次印刷
书号 ISBN 978 – 7 – 5132 – 4724 – 5

定价 39.00 元
网址 www.cptcm.com

社 长 热 线 010 – 64405720
购 书 热 线 010 – 89535836
维 权 打 假 010 – 64405753

微信服务号 zgzyycbs
微商城网址 https://kdt.im/LIdUGr
官方微博 http://e.weibo.com/cptcm
天猫旗舰店网址 https://zgzyycbs.tmall.com

如有印装质量问题请与本社出版部联系(010 – 64405510)

总前言

　　许勉斋老师学验俱富，又擅著述，在不同的历史时期撰写了许多著作，如 1936 年就有著作《勉斋医话》出版行世。新中国成立之后，许老重在临床，1956 年又奉调浙江中医学院，在教余诊暇编写教育、临证所需要的著作，如 1964 年编著的《勉斋临证医诀》。20 世纪 40 年代为配合当时教育的需要编写了勉斋医学丛书，如《病理学》（上中下三编）、《内科学》（新陈代谢疾患）。这些著作在当时的医疗教育方面起了一定的作用，但其中西医方面的内容和认识在当今西医学迅猛发展的形势下已经不合适了。许老在 20 世纪 70 年代为满足带教需要，编著了诸如《脉学与脉诀》《金匮方方诀类编》《景岳新方八阵歌诀》《新编汤头歌诀》《中医医方歌诀研究》《治验方要笔记》等，由于当时年事已高，精力不支，大都未能完稿，有的只有题目没有内容，有的只有几千字……经查勘，20 世纪 40 年代出版的《勉斋医话》和 20 世纪 70 年代内部印行的《勉斋临证医诀》是最完整、最能反映许老临证特色和经验的，同时这也是得到他生前认可的著作。现将其精华重新整理并合而为一，曰《勉斋医诀与医话》。既方便读者阅读，又能促进临床经验的交流，亦能反映出许老擅长编诀和创作古体诗词的特色。

《勉斋医诀与医话》的面世对许老遗著的整理可起到抛砖引玉的作用。许老从事中医药教育工作达 50 余年，桃李满天下，他的学生们见到此作，若同力相助，以臻完备，是吾之所望也。

董汉良

2015 年 12 月 8 日于沪上同润家园寓所

总目录

勉斋临证医诀

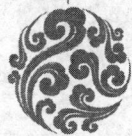

前　言

　　《勉斋临证医诀》系浙江中医学院（现浙江中医药大学）已故名老中医许勉斋老师编著。许老于诗词研究颇深，有《勉斋诗词》四集（手稿）。其在教余诊暇重视中医医方歌诀研究，于1965年12月应教研室同志要求，曾撰写《中医医方歌诀的研究》一文（约10000字），介绍编诀十二法。许老认为："诗早词迟，词以后再演变为曲，如南词北曲；词始于晚唐而盛于两宋，它与诗相比要进步得多，因为诗的格律太局限，词虽然有它的格律，但比诗要宽松得多了，因为词可长可短，伸缩性大……但实际运用比较难学。"本书以填词形式，按不同病种选择适当的词牌，遵循中医辨证论治思维，结合许老多年临床经验，便于学生实习与临证时背记和运用，不至于束手无策。

　　本书编于1964年3月，在当时教学诊务繁重的情况下，许老用灯下工夫陆续积累，随记随编，剞记盈箧而编写成帙。该书原分四辑：1964年3月成第一辑，计37首；1971年10月成第二辑，计36首；1972年2月成第三辑，计31首；1972年9月成第四辑，计26首。合计130首。由于原系随时编写之作，因此凌乱无序。在尚未完稿之际，许老不幸于1979年12月9日中风不起。1980年3月许老由危转安，神智始清，嘱其子函告此事于我，要求代为整理成书。我乐意接受，即复函于他。不久即将原始稿本邮寄于我,并一再嘱我代为整理成书,公开出版以见于世。许老认为,他编著了好些中医书籍,此书是最新最好的,亦融有自己的经验。他编著的手稿有《脉学与脉诀》《金匮方方诀类编》《景岳新方八阵歌诀》《新编汤头歌诀》《中医医方歌诀研究》《治验方要笔记》及本著。在许老离世30余年的今天,我时时欲将此事完成,但自己亦老矣!虽精力不支,还是尽力而为,重加梳理,完成此书的整理工作,交出版社出版。

许勉斋老师又名勤勋,浙江余姚人,早年求学于傅嬾园先生创办的浙江中医专门学校,于《伤寒论》《金匮要略》素有研究。他不但能熟读背诵,还能提出质疑,研究功夫颇深,临床运用自如;平素对景岳学说颇为推崇,治病强调温补,注重脾胃。在20世纪30年代曾编著《勉斋医话》《内科学》等书,因受傅先生器重,毕业后在校留任,从事培养中医接班人工作。新中国成立后积极参加中医联合诊所,1956年奉调浙江中医学院,并去南京中医学院(现南京中医药大学)师资班进修,成绩名列前茅,回院后任内科教研室负责人。许老兢兢业业,从事教学工作几十年如一日,他是浙江中医界老前辈,在浙江中医学院任教期间,深得师生们的尊重,学验俱富,素有"浙江两斋(即徐荣斋与许勉斋)"之誉。为使其几十年的心血和经验公诸于世,并告慰先生之嘱托,特花数年时间加以整理。具体整理工作有以下几项:

1. 将四辑内容全部进行整编,按西医学的各个系统分类归属,加以条分缕析。由于西医学的迅速发展,其文中的许多内容需要更新,所以按语的内容做了大量的补充,增加了西医学的认识和治疗,而中医药的内容仍保持原文的为多。

勉斋医诀与医话

2. 许老生前紧跟中医药发展形势，对当时应用中草药的经验做了较多收载，其中有的是他自己的宝贵经验，这方面的工作重点是补充其临床应用的具体方法，使后来者能看得懂、用得上。总之，本书整理的重点是使基层中医药工作者和中高级医务人员能用得上，为临床第一线服务，故把大量的中草药治疗经验保存下来，供社区卫生服务中心的医务工作者和基层乡村医生学习和应用。

3. 每首词牌中除明显错别字外，未做任何改动，以保其原貌。同时进行了"注""按"的工作，这是整理的主要内容。为使读者便于查找和参考，对其中几首方药缺如者，按其内容进行补方选药，以不失其原意为宗旨。

4. 书中"许序"和"何序"是其原貌，使读者明白其写作动机和目的。原书竖排一律改成横排。

以上是整理的主要工作，做得很粗糙。整理后的书稿曾在1981年10月由绍兴地区中医学会主办的刊物《绍兴中医》上选载，深受广大读者的欢迎。许多读者认为，这是一本实际可用，形式新颖，适合中西医临床工作者的参考读物，在内容、形式、临床运用及反映许老学术经验方面都有一定的意义。

本书整编完成之后，连同许老自序，一并送浙江中医学院何任院长审阅，并乞序。何院长见有师生之求，非常高兴，满口应承，嘱三日后来取，即如所愿。何院长现已作古（2013年病逝，享年92岁），若他在天有知，亦乐事也！

此书整理之初和完成之后，向许老家属（其子炳鑫）征询意见，对方闻讯后十分感激，表示积极支持，并希望早日面世。为此，在我的学生协力帮助下，用 3 年多时间完成此作。由于本人精力不支，年事亦高，错误或挂漏在所难免，望广大中西医同道提出宝贵意见，以便再版时修订。

董汉良
1981 年 10 月定稿
2015 年 10 月修定

何　序

　　医药之理法方药、辨证施治，用诗词、歌诀表现出来，肇始何时，一时难以考证，但至少在南北朝《梁·简文帝集》中已有药名诗记载。唐宋以降，直至明清，医家以诗歌赋解释医理之作更是不胜枚举。多约以韵语，虽言词多寡，体例不一，但总以顺口易诵为原则，读后悠然有得。如明·李濒湖之《濒湖脉学》用歌诀形式描绘脉象之种类、形态、性状、主病，使人一目了然，得其要领。又如清·汪昂之《汤头歌诀》，集古人之经验方，借诗歌体裁，编为歌诀，数语之中，方名立，药品具，病证彰，执简驭繁，提纲挈领，深受初学者欢迎。再如陈修园、朱东樵、程钟龄等亦多以诗歌韵语形式由博返约地叙述医药内容，使初学者便于记咏，得到理解。

　　许勉斋先生又名勤勋，浙江余姚人，为我省名老中医，1982年6月因中风逝世，终年82岁。他早年毕业于杭州药业私立浙江中医专门学校，并在该校任教；新中国成立以后，在浙江中医学院从事教学与临床工作。许老先生好学强记，博览群书，学识渊博，经验丰富，诚以济人为急。每于暑假、寒假回里，乡里抱病者纷纷求治，大有应接不暇之势；对贫病者，还特制中药相赠，深受当地群众称赞，在余姚一带颇为闻名。每在讲授之余暇，喜于撰述，除 1937 年已付梓行世之《勉斋医话》外，尚有《病理学》《内科学》著作。

许老晚年虽身患高血压，但仍热心教学与临床工作，平日手不释卷，孜孜不倦，在五六十年的医学生涯中，曾力图汇通中西医学。先生平素喜研古体诗词，每有所悟必吟咏即成，熔医文于一炉，在晚年编写了若干医药歌诀，如《勉斋临证医诀》《景岳新方八阵歌诀》《金匮方方诀类编》《脉学与脉诀》及《勉斋诗词集》（四集）等。

董汉良同志将许老先生之《勉斋临证医诀》整理问世，无疑对发扬中医学，整理老中医经验做出贡献。此作反映许老先生数十年之个人心得并收集古今诸家之经验用方，将临床常见病冠以西医学病名，用词的形式将每一病的症状、辨别、治法、用药等填成不同词牌之程式。这种形式在近代医著中殊不多见。虽然从内容来看，由于受到韵律及词之程式的局限，文字较简略，但阅读之后仍能大体了解病证和应用之方药，具有钩玄提要、句简义显的特点，不仅便于记诵，而且能增加情趣，对于初涉临证，以及西医学习中医者均有一定参考价值。

吴仪洛曰："夫医学之要，莫先于明理，其次则在辨证，其次则在用药，理不明，证于何辨？证不辨，药于何用？"理法方药，辨证施治，乃是中医精粹之所在。学医临证之初，常苦于难记难读，理法方药不得要领。今许老先生之《勉斋临证医诀》确为后学开拓了学习和临证的门径。当然，学习中医远远不能仅从文字表面掌握一点知识，更重要的必须全面了解理、法、方、药，从基本理论上通过对阴阳、五行、脏腑、气血、病因、病机、诊法、治则、方药等诸方面下苦工夫，才能把中医知识真正学到手。

何任

1982 年 10 月写于浙江中医学院

许 序

　　早在 1694 年，休宁汪昂即编成《汤头歌诀》，目的是给临床医家治疗之用，好似西医学临床处方手册一样。从这以后，就有《医宗金鉴》在当时广为流传，是书的内容，如有关中医内科方面的《杂病心法要诀》，先证后方，分别编成歌诀，其他还有如儿妇科等用证治结合编的歌诀，不过与上述《杂病心法要诀》做法有些不同。然测其用意，认为医者必须掌握理解与背诵，不可分割。这固然是对的，至于它里面有关基本内容深广度等问题，需随着时代的发展而不断地前进。最近我们听取了党中央在广州召开的全国医教会议的指示精神，深深体会到理论必须结合实践，实践再提高到理论的重要性。提高中医内科处方的问题，毫无疑问也包括在这一范畴之内。因此，我试编中医临床证治歌诀，由博返约、执简驭繁，易于背诵、易于记取，足资在临床上应用。在编写时必须认识清楚，谁是精华，谁是糟粕，并广搜民间行之有效单方，好结合者，尽可能把它结合进去，借以推广。另外，我们在医教与医疗并驾齐驱的道路上，似应从新的形势发展角度出发，而不应该"依样画葫芦"搞老一套。但是这里有一个问题，就是中西医之间两个不同理论体系的问题。其实两者之间，从今日科学实践发展形势来看，一则可由经验通过实践而达到基本的科学理论水平，一则通过吸收中医中药伟大宝库的医疗

勉斋医诀与医话

资源，丰富医学科研实践成果。由此可知，所谓中西医之间，很可能相互为用、相互学习、共同提高，更好地为社会主义建设和工农业生产服务。党中央早就号召中医学习西医，如目前中医亦须学习西医知识，西医本科班学生亦必须学习中医基础知识，这种措施可为今后中西交流，创造新医学派打好基础。统一病名，就是为了今后统一医学。例如目前在全国各地有不少中医人员进入了医院，参加临床医疗工作。毫无疑问，他们大部分是中西医结合的，他们治好了病以后，就临床病例总结中医中药的治疗效果，报道多用西医学诊断。本书编写的时候，病名方面，就以他们作为依据。

本书是以中医的四诊八纲、理法方药为主体，结合西医学诊断的系统病名，通过填词方式进行书写。

关于填词的问题现简介如下：

一、诗与词的对比

1. 词名方面：词有专名，一般称为词牌或词谱，如满江红、浪淘沙、菩萨蛮等，体例之多，一时难以胜记。诗除古体之外，其他均以字句的格律相称，如以五字成句，合成四句，曰五言绝句（简称五言），以七字成句合成四句，曰七言绝句（简称七绝）。总之，诗一般均以字句的格律而定。

2. 历史方面：诗出现的时间远在西周，后汉武帝立乐府。西周言志的诗歌是四言，即四字成句，到春秋后期，四言诗亡了，当然活的诗仍然在民间成长着，那就是五言诗（见《中国通史》）。五言诗始于汉而盛于唐，词始于晚唐而盛行于两宋，后人称唐诗宋词，就是指这两个朝代而言。

3. 音韵声调：诗有伸缩性，故音韵单纯，特别是古唐诗中五言或七绝之类，为一定诗词格律所局限，故仅可吟；词虽然也有它的格律，但是要宽松得多，同时词本身句读之间可长可短，伸缩性大，因此声调节奏转变与诗的幅度衡量，不可同日而语。故好的词藻具有生动妍倩、苍劲雄伟的气魄。

二、两种歌括具有不同的性质

1. 汤头歌括，主要记述每个处方组成的若干药味。证治歌括，主要以证联系处方，少联系药（单方药例外），若在必要时查阅也比较方便。

2. 汤头歌诀编制是以法统方，例如汪昂之《汤头歌诀》即是。证治歌诀，如上所举，则与之不同。

3. 中医临床处方，用四诊八纲辨证，利在多快，例如单背诵汪切庵这一套汤头歌诀，往往得不到兑现，心里越局促不安，越想不出什么处方（当然选择比较常用的汤头歌诀还是要背的）。如果采用了证治歌括，以诊断结合辨证论治，基本条件范围之内，不管他是慢性肾炎、慢性肝炎，或者是消化性溃疡，那么这些病例的应用处方，可毫不费力地出现于笔尖下面了。

是编由去年冬季开始，加之经验不足，因此只可作为自己的学习笔记。中西医之间的问题，牵涉面广，如"蚍蜉撼树"，自知太不量力了。不当之处，希同志们提出宝贵意见，以便再版时修订。

许勉斋

1964 年 4 月于浙江中医学院

勉斋医诀与医话

目　录

内　科

传染病

寄生虫病

消化系统疾病

泌尿系统疾病

血液系统疾病

勉斋医诀与医话

精神、神经系统疾病

其　他

外　科

常见外科疾病

皮肤病

勉斋医诀与医话

其　他

勉斋医诀与医话

内科

传染病

感冒 （卜算子）

一般感冒，头痛不甚，鼻鸣咳嗽可闻。虚体来临，就用桂枝加味①。杏苏散②，毋迟徊慢进。还有哪葱豉煎汤③，表寒均是适应。

热型不亢进，顾桑菊④银翘⑤，可以协定，千金葳蕤⑥，胶柱鼓瑟莫听。加减法：乃力避险峻。如咽痛，清咽利膈⑦，出入便胜任。

【注释】

①桂枝加味：勉斋自订方。桂枝、芍药、甘草、大枣、生姜、杏仁、紫菀、款冬花。

②杏苏散：出《温病条辨》。杏仁、苏叶、前胡、半夏、陈皮、茯苓、甘草、桔梗、枳壳、生姜、红枣。

③葱豉煎汤：出《肘后备急方》。葱白、淡豆豉。

④桑菊：即加减桑菊饮，勉斋自订方。冬桑叶10g，杭菊6g，

薄荷 5g，浙贝母 10g，光杏仁 10g，前胡 10g，桔梗 6g，生甘草 3g，炙橘红 3g。

⑤银翘：即银翘解毒片（中成药）。银花、连翘、芦根、薄荷、荆芥等（药店有售）。

⑥加减葳蕤汤：出《通俗伤寒论》。生葳蕤、葱白、薄荷、桔梗、白薇、炙甘草、红枣。本方系浙江绍兴俞根初先生的经验方，由千金葳蕤汤加减而成的，主治阴虚风热、感冒，其主证为咽干咳嗽。

⑦清利咽膈汤：出《证治准绳》。元参、升麻、桔梗、甘草、茯苓、黄连、黄芩、牛蒡子、防风、白芍。

【按语】感冒一般需卧床休息，并对症治疗。如头痛发热即用阿司匹林降温止痛，并及时运用如上所举的方药。若并发细菌感染，需加用抗生素。抗病毒治疗主要是病毒唑，每日 1000mg，分 2 次口服。

对于感冒初起，民间有很多方法，如生姜红糖茶、紫苏茶，并多饮开水，或适量运动出微汗，以托邪外出。若发热身疼等症状严重者，一般感冒的处理方法不够，需及时去医院就诊。

流行性感冒（扬州慢）

流感病因，风寒温热，必须严格区分。如风寒表实，荆防①葱②柴③进。目赤足肚发胀甚，体若燔炭，宜薄荷饮④，汗法治病效，从此成为确论。一般常见，胃肠型，湿热莫混。藿香正气散⑤，藿朴夏苓⑥，苏连泻心⑦。古称逆传心包，突然间，昏厥口禁，合并症脑炎，加速抢救要紧。

【注释】

①荆防：即荆防败毒散（《证治准绳》）。荆芥穗、防风、羌活、独活、前胡、柴胡、枳壳、桔梗、茯苓、川芎、人参、甘草。冬春寒冷季节，流感患者如内挟痰湿，或湿热互阻，脘痞纳钝，本方应去川芎、人参、甘草，加用平胃（苍术、厚朴、陈皮、甘草）、二陈（姜半夏、茯苓、陈皮、甘草）、焦山栀、豆豉、黄芩、六曲、莱菔子等，以理湿祛痰、清热消积为要。

②葱：即葱白豆豉汤（《千金方》）。连须葱白、香豉。本方葱白在应用时，不必连须。

③柴：即小柴胡汤（《伤寒论》）。柴胡、黄芩、半夏、人参、甘草、生姜、大枣。

④薄荷饮：勉斋自订方。薄荷5g，连翘10g，银花9g，焦山栀9g，生竹茹9g，川黄连2g，滑石12g（鲜荷叶包煎）。主治冒暑证，田野干活，病一开始，即壮热无汗，热度在40℃左右，或40℃以上，目赤，腓肠肌紧张，或口渴引饮，西医称为流行性感冒，民间通俗称为火证伤寒者。编者不用白虎，而遵循吴鞠通"治外感如将""上焦如羽，非轻不举"，徐之才十剂"轻可去实"，以及《素问·生气通天论》"体若燔炭，汗出而散"的理论，制成本方。极大部分患者，可冀服用1剂后浑身大汗，霍然而愈，盖皮肤面积最

广，急性的外感病，病毒未完全入里入营的时候，不论伤寒或者温热，皆可利用解表发汗的方法。日本汤本求真氏谓"蝟集于皮肤表面之毒素驱逐于体外"，汤氏这一论断，是和上述我国古代医学理论相通的。

⑤藿香正气散：出《太平惠民和剂局方》。藿香、半夏、大腹皮、白芷、茯苓、紫苏、陈皮、白术、厚朴、桔梗、甘草。

⑥藿朴夏苓：即藿朴夏苓汤（《医原》）。藿香、半夏、赤茯苓、杏仁、薏苡仁、豆蔻、猪苓、泽泻、淡豆豉、厚朴。

⑦苏连泻心：即苏连泻心汤（勉斋自订方）。光杏仁 10g，苏叶 3g，川黄连 1.5g，干姜 3g，仙半夏 6g，黄芩 6g，滑石 12g，生姜 2 片。主治夏秋田野干活，劳累之后，或乘凉露宿，发病则恶心欲吐，不能纳食，即食入少量茶水，立即吐出，薛生白所谓"胃热移肺""肺不受邪"。这种情况下，即是感冒性恶心呕吐，用之较为适当。

【按语】流行性感冒起病急聚，相对于普通感冒表现症状严重，可出现明显毒血症状，畏寒发热，体温高达 40℃左右，头痛咽痛，四肢酸重，有轻度咳嗽，也常伴发肺炎，或急性支气管炎，这时需应用抗病毒的药物，也常用中医药辨证论治，如荆防败毒散、普济消毒饮之类。一般需卧床休息，对症用药，用阿斯匹林降温止痛，或感冒冲剂、银翘散、桑菊感冒片，并发细菌感染可用抗生素，也可用抗病毒药。

流行性乙型脑炎（谒金门）

找病因，乙脑夏秋流行，杜绝传染快灭蚊。儿保不迷津。暑痫暑瘟云云，原属远古病名。而今只道病毒侵，伤害脑神经。辨治精，轻重极分三型。白虎①清瘟②蜈蝎并，取舍抉择听，犀③安④苏合⑤止痉⑥，至宝⑦紫雪⑧可凭，偏热偏湿好区分，不能一概论。快进军，中草药劲旅挺，只许前进再前进，消除那邪气，乙脑一号⑨方兴，乙脑二号⑩策应，反正疗效超前人，努力救生命。

【注释】

①白虎：即白虎汤加减方。生石膏 30g，肥知母 18g，潞党参 10g，粉甘草 12g，茵陈 10g，粳米 15g，广犀角 6g。煎服法：先煎犀角（当今已禁用，而代之以水牛角片）、生石膏，再纳诸药，分 3 次服，隔 1 小时服一次。

②清瘟：即清瘟败毒饮加减方（石家庄市传染病医院方）。广犀角 10g，元参 10g，佩兰 8g，生地黄 10g，甘草 6g，生石膏 20g，连翘 12g。煎服法：先煎犀角（水牛角代）、石膏，后入诸药，分 3 次服，1 小时一次。另佐局方至宝丹 1.5g，分两次服，3 小时一次，开水送下。

③犀：即犀角地黄汤（《千金方》）。犀角屑（水牛角代）、生地黄、牡丹皮、芍药。

④安：即安宫牛黄丸（《温病条辨》）。牛黄、郁金、犀角（水

牛角代）、黄连、朱砂、梅片、麝香、珍珠、山栀、雄黄、金铂衣、黄芩。上为极细末，蜜炼为丸，每丸3g，金铂为衣，蜡护。每服一丸，小儿酌减。

⑤苏合：即苏合香丸（《太平惠民和剂局方》）。苏合香油、丁香、安息香、青木香、白木香、沉香、荜茇、香附子、诃子、乌犀角屑（水牛角代）、朱砂、熏陆香、龙脑、麝香。

⑥止痉：即止痉散（《方剂学》）。全蝎、蜈蚣。

⑦至宝：即至宝丹（《太平惠民和剂局方》）。犀角、雄黄、琥珀、牛黄、玳瑁、龙脑香、朱砂、麝香、安息香。

⑧紫雪：紫雪丹（《太平惠民和剂局方》）。黄金（叶子者佳）、石膏、寒水石、磁石、滑石、羚羊角、青木香、沉香、元参、升麻、甘草、丁香、硝石、麝香。中成药有售。

⑨乙脑一号：经验方。大青叶30g，板蓝根30g，生石膏30g，地耳草30g，六一散10g，野菊花15g，忍冬藤15g，海金沙15g，鹅不食草6g。用于邪在卫分。

⑩乙脑二号：经验方。金银花、知母、石膏、水牛角片、大青叶、板蓝根、川石斛、鲜生地、连翘、芦根、野菊花。有清热解毒、清营凉血之功。用于邪在营分。

【按语】流行性乙型脑炎，简称乙脑，由蚊子传播，以夏秋为主，有严格的季节性，儿童多患，主要病变在脑实质，其次为脑膜的非化脓性炎症，病后常留下后遗症。目前对乙脑无特殊治疗，主要是对症治疗，如降温、止痉、呼吸改善等。中医药可辨证论治，包括后遗症的治疗。

黄疸型肝炎（玉漏迟）

黄疸型肝炎，初起症状，在消化道，特点三黄，目黄更显得早，病毒接触传染，青壮年多于年老。论治疗，近来进展，斑斑可考。古方局限茵陈①，合五苓②四逆③，栀柏④也好。阳黄阴黄，由这圈子围绕。迄今平地⑤酢浆⑥，地老虎⑦和岩柏草⑧，退黄药⑨不知发现多少。

【注释】

①茵陈：即茵陈蒿汤（《金匮要略》）。茵陈、山栀子、大黄。

②五苓：即茵陈五苓散（《金匮要略》）。茵陈、干姜、附子、甘草。

③四逆：即茵陈四逆汤（《张氏医通方》）。茵陈、干姜、附子、甘草。

④栀柏：即栀子柏皮汤（《伤寒论》）。栀子、黄柏、甘草。

⑤平地：即平地木（《上海常用中草药》），又称紫金牛，民间俗称老勿大。性平、味苦。活血止痛、利尿、健脾、止血，并有强壮作用。治湿热黄疸。肝炎可单用，或酌加红枣煎服，也可用配茵陈或铃茵陈、连钱草等。

⑥酢浆：即酢浆草，性寒、味酸，散热消肿，治黄疸型肝炎。

⑦地老虎：载《浙江民间常用草药》。又名叫毛茛。性温、味辛，有毒。退黄疸、截疟、消肿。退黄疸，全草捣烂，取一小颗，敷于列缺穴。男左女右，6~8小时后发一小泡，用消毒针刺破，小

泡流出黄疸水，用消毒纱布包好，防止感染，2～3日后黄疸即退。

⑧岩柏草：载《浙江民间常用草药》。地方名即摩来卷柏。性平，味微甘。功效清热利尿，消肿活血。主治湿热黄疸（急性传染性肝炎）：全草25g，鸡眼草或长萼鸡眼草10g，用水煎服，每日1剂，连服10～15日。

⑨退黄药：即黄疸型肝炎退黄专药。虎杖12g，大青叶30g，茵陈30g。根据传述，以上3味药，杭州望江山肝病疗养院作为退黄专药。

【按语】黄疸型肝炎多见于甲肝，即病毒性甲型肝炎，起病急聚，畏寒发热，有明显的消化道反应，病程中大多有黄疸出现。故多称为黄疸型肝炎。临床上分三期：一期前期，有消化不良、上腹疼痛的胆道症状；二期黄疸期，出现目黄、尿黄、皮肤发黄，肝区压痛、肿大质软。三期恢复期，症状减轻或消失。中医药辨证论治，胆汁瘀积型，病属阳黄，用茵陈蒿汤加减或黄连解毒汤合五味消毒饮增损。若热毒内陷，高热尿闭，衄血便血，皮下斑疹，亟宜清热解毒、凉血救阴，方用犀角地黄汤，或清瘟败毒饮加味，随症加用安宫牛黄丸、紫雪丹、至宝丹，即所谓中医"三宝"。必要时要"留人治病"，采取中西医结合治疗，如输血、矫正酸中毒及水电解质平衡。

慢性肝炎（白雪）

本病有毒，防传染，简称慢性肝炎。湿热形成，柴

勉斋医诀与医话

芩①茵陈。肝郁气滞迁延，用化肝②，四逆散③，酌忌甘甜。脾虚见，香砂④桂枝⑤，疏补在考研。肝胆火旺胁痛，金铃⑥龙胆⑦一贯煎⑧。虎杖与射干，肝迷使用全。黄脚鸡⑨，忍冬赤豆，木瓜半枝莲⑩，蒲金败酱，解毒分离领先。

【注释】

①柴芩：即柴芩煎（明·张景岳方）。柴胡、黄芩、栀子、泽泻、木通、枳壳。

②化肝：即化肝煎（明·张景岳方）。青皮、陈皮、芍药、丹皮、栀子、泽泻、土贝母。

③四逆散：《伤寒论》。生甘草、枳实、柴胡、芍药。

④香砂：即香砂六君子汤（《删补名医方论》）。党参、白术、茯苓、炙甘草、半夏、陈皮、木香、砂仁。

⑤桂枝：即桂枝汤（《伤寒论》）。桂枝、芍药、炙甘草、生姜、红枣。

⑥金铃：即金铃子散（《素问病机气宜保命集》）。金铃子、延胡索。

⑦龙胆：即龙胆泻肝汤（《太平惠民和剂局方》）。龙胆草、焦山栀、黄芩、生地、柴胡、车前子、泽泻、木通、当归、甘草。

⑧一贯煎：《续名医类案》。沙参、麦冬、当归、熟地黄、杞子、川楝子。

⑨黄脚鸡：验方。鲜石斛60g，兔子之肝和胆125g（约需两只

大兔子），黑芝麻250g，黄脚鸡1只。制法：将以上三种药物用青石杵碎呈浆状，黄脚鸡内脏取出洗净，将浆状物用纱布包好，连同鸡内脏分开塞在鸡肚里，置砂锅内（不放水）将砂锅放在有水的锅内蒸熟，约7小时取出。服法：将鸡及鸡汁、鸡内脏分几次在早晨空腹时吃，并将三种药物混合物在每天夜里子时吃，每次两匙，吃完为止。据称效果良好，肝硬变患者亦可用。

⑩半枝莲：民间验方。半枝莲有多种，据赵学敏《本草纲目拾遗》记载，有鼠牙半支、狗牙半支、虎牙半支、马牙半支。这里所介绍者，就是最后一种。系景天科植物，山野自生的多年草本，又名酱瓣半支，蔓生，多数倾向地面，肉质多汁，紫褐色，叶三或四片轮生，呈倒圆锥状，前端凹入，近手套柄。初夏茎梢生者多数小花，排列成疏散的聚状花序，花瓣5片，黄色。许老1963年在莫干山疗养院工作，用半枝莲治疗慢性肝炎，有的病员疗程达到3个多月之久，一能开胃，二能消除腹胀满，三能促使小便颜色转清。不少病人服后肝功能获得好转。同时，忍冬藤、赤小豆、木瓜、蒲公英、金银花、败酱草多有解毒利湿、柔肝养肝的作用，可随时加用。

【按语】西医把慢性肝炎分为慢性迁延性肝炎与慢性活动性肝炎。慢性迁延性肝炎常见病程在一年或数年，有乏力、纳差、腹胀、肝痛、肝肿大表等现。肝功能轻度损害或正常，转氨酶轻度升高或正常，预后尚好。慢性活动性肝炎病程超过1年以上，除乏力、食欲不振、腹胀等常见症状外，常出现其他脏器的损害症状，如慢性多发性关节炎、慢性肾小球肾炎、皮肌炎等。常伴肝脾肿大、肝掌、蛛蛛痣、面色黑滞、肝功能不正常等。

在治疗上除文中所述的中医方药外，病后调理常用逍遥丸、乌鸡白凤丸、六味地黄丸、归芍六君子丸。章次公氏常用经验方为：瓜蒌50g，丝瓜络30g，橘络15g，小青皮10g，车前子20g，鸡内金20g。朱良春氏常用复肝散：炙地鳖虫、太子参各30g，紫河车24g，姜黄、郁金、三七、鸡内金各18g，共研细末。每次3g，一日3次，连服1月以上。可作临床上选择的参考。

肝性昏迷（霜天晓角）

肝性昏迷，一般不熟谙。如氨代谢失常，其机理宜探讨。昏迷与嗜睡，或烦躁不安，抢救危亡，军区医院，给七〇三①。

【注释】

①七〇三：成都军区406军区医院方。药物成分：死人头盖骨（经多年而不腐朽的为宜），水菖蒲（取全草，以六节以上为佳）。制作方法：将骨洗净去泥（不用力刷），用陶或瓷器皿，以文火焙黄为度，然后研末备用。取菖蒲一束，煎水送服，每次3~6g，每日1~2次。或取菖蒲水煎，浓缩成浸膏（或再烘干研末），取该浸膏（或粉）一份加骨粉压成片剂，每次2~4g，一日2~3次。或配制注射液。功效：镇静安神。天灵盖，即死人颅骨，古本草虽有记载，但不能达到治疗本病创新有效的要求。成都军区406军区医院治疗本病，初步试用4例，完全成功，兹录一例如下：汪某，男22

岁，云南巧家县人，汉族，战士，1970 年 5 月 19 日入院。主诉：恶心呕吐，不能进食，眼发黄已两天。急性病容，神志清楚，全身皮肤轻度黄染，心脏正常，肝在胁下 2cm，边缘钝，中等硬度，脾未及。化验检查：血象白细胞 16300/mm³，中性粒细胞比例 82%。肝功能：胆红素 40mg/dL。凡登白试验：直接反应阳性，脑絮（＋＋＋），麝絮（＋＋＋）。转氨酶 572 单位，胆红质 4mg%，总蛋白 7.3mg%，白蛋白 2.6mg%，球蛋白 4.7mg%，尿胆原 1∶16 阳性。病员于 5 月 20 日 12 时恶心、呕吐加重，20 时出现烦躁不安，神志模糊，流口水，并有乱碰乱撞等肝性昏迷前驱期症状。当日即服七〇三片 2g，3 次，谷氨酸钠 3 支静脉滴入。5 月 22 日上午狂躁基本控制，但神志尚不完全清楚，又连服七〇三 2 次，每次 2g，并用谷氨酸钠静滴。23 日神志完全清楚，能回答问题，但不能入食，经用支持疗法和服用肝炎合剂三号治疗 105 天，于 1970 年 9 月 23 日治愈出院。（附：肝炎合剂三号成分：花斑竹 15g，马兰 15g，大叶满天星 15g，水煎，每日 1 剂。）

【按语】本病中医药处理的方法不多，又是肝病的重症，所以一旦出现肝昏迷，除了积极抢救外，需转西医的肝病专科医院救治。文中之药可能也一时难以觅到，也不宜采用，可能会引起不必要的纠纷，故只作参考。

肝硬化腹水（贺新郎）

肝硬变属实，晚期功能衰退，变端不一。出现腹水膨膨胀，刀圭难施术。用泻剂，有害无益，好把原因弄清楚，差堪信，找到那规律。循序进，渐消失。脾虚湿阻重用术，理苓汤①，禹余粮丸②，湿热蕴结，中满分消③小温中④，用对头病若失。水生木，关系密切。六味⑤猪苓⑥，马鞭草，小青草⑦。若潴留不泌，用蝼蛄与蟋蟀⑧。

【注释】

①理苓汤：出《张氏医通》。即理中汤（党参、白术、干姜、甘草）合五苓散（猪苓、茯苓、白术、泽泻、桂枝）。

②禹余粮丸：出《三因极一病证方论》。禹余粮、蛇含石、针砂、羌活、木香、茯苓、川芎、牛膝、桂心、白豆蔻、大茴香、蓬莪术、附子、干姜、青皮、京三棱、白蒺藜、当归。治水气膨胀，脚膝肿，上气喘满，小便不利。

③中满分消：即中满分消丸（李东恒方）。川朴、黄芩、半夏、川黄连、枳壳、泽泻、干姜、茯苓、白术、猪苓、人参、甘草。治中腹热胀，二便不利。

④小温中：即小温中丸（朱丹溪方）。陈皮、半夏、神曲、茯苓、白术、香附子、针砂、苦参、黄连、甘草。治内胀实热，小便不利。

⑤六味：即六味地黄丸，见"慢性肾炎"。

⑥猪苓：即猪苓汤（《伤寒论》）。

⑦马鞭草，小青草：活血解毒，消胀散积。系民间草药，治

疗肝硬化亦有较好效果。

⑧蝼蛄与蟋蟀：民间验方。蝼蛄用量10只为止，蟋蟀一二对足矣。治肝硬化腹水。另方：紫藤花30g，外用荔枝草根，敷脐周围，能转矢气，两者配合起来，亦能治肝硬化腹水。

【按语】肝硬化常伴发腹水，中医归属于积聚、蛊胀、鼓胀、单腹胀、水胀、酒胀。对原因不明的肝脾肿大，长期不愈的肝病患者，经常反复发生上消化道出血者要进行反复检查，如血清白蛋白低、球蛋白高，白球蛋白出现倒置现象，就要警惕肝硬化的发生。此为肝病中的重症，必须积极有效的治疗。一般分初、中、晚三期。初期以活血化瘀、健脾化痰为主，兼顾调理肝脾，姜春华氏常用下瘀血汤加减（大黄、地鳖虫、丹参、赤芍、炮山甲、五灵脂、当归、鳖甲、红花、丹皮）。中期以疏肝为主，肝脾同治，常用苍牛防己汤（苍术、白术各30g，川牛膝、怀牛膝各30g，汉防己、木防己各15g，大腹皮30g）。晚期以攻补兼施为主，掌握急则治标、缓则治本的原则。朱良春氏常用复肝散：红参、三七、紫河车、地鳖虫、姜黄、郁金、山甲、鸡内金为主。若脾胃气虚，常用党参、黄芪、白术、茯苓、炙甘草、大枣、当归、枸杞子、白芍、山药、薏苡仁、丹参、水红花子、茜草、车前子。消除腹水用禹功散（牵牛子120g，小茴香30g，研细为末，装入胶囊，1.5~2g，每日2次），或加味十枣汤（醋制大戟、芫花、甘遂、琥珀、沉香、黑白丑各等分，研细拌匀），每次1.5~3g，用大枣10枚煎汤送服。也可用舟车丸（市售）0.75~1g。用攻下时要注意在体质尚可的情况下使用，凡肝功能严重损害，重度黄疸，严重贫血或出血者等，不能用，或少用，或先补后攻。

脊髓灰质炎（苏武慢）

夏秋流行，小儿多见，即脊髓灰质炎。病程经过，前后两期，前温病而后瘫。不全固定，暑温表证，甚则惊叫昏谵，那肢痛无力，软弱瘫痪，伸展困难。安治理暑温表证，青蒿白薇①疏表清利为先。瘫痪前期，甘露消毒②，昏谵牛③紫④丸丹。瘫痪后遗，黄芪寄生⑤，大活络⑥与虎潜⑦，应特别指出，新针疗法，光辉灿烂。

【注释】

①青蒿白薇：即青蒿白薇汤，经验方。青蒿 5g（后下），白薇 10g，连翘 10g，银花藤 12g，生苡仁 12g，牛蒡子 6g，竹茹 10g，菊花 6g，茵陈 10g，荷梗 10g。

②甘露消毒：即甘露消毒丸，见"伤寒"。

③牛：即牛黄清心丸，见"伤寒"。

④紫：即紫雪丹，见"流行性乙型脑炎"。

⑤黄芪寄生：即黄芪寄生汤，经验方。黄芪 10g，桑寄生 10g，生地 12g，牛膝 12g，木瓜 6g，白芍 6g，山药 12g，炙甘草 3g，龟板 12g。加减法：血虚加当归、首乌，肝肾不足加苁蓉、川断。

⑥大活络：即大活络丹（《兰台轨范》）。白花蛇、乌梢蛇、

威灵仙、两头尖（俱用黄酒浸）、草乌、天麻（煨）、全蝎（去毒）、首乌（黑豆水浸）、炙龟板、麻黄、炙甘草、羌活、官桂、藿香、乌药、黄连、熟地、大黄（蒸）、木香、沉香（用心）各60g，细辛、赤芍、没药（去油）、僵蚕、天南星（姜制）、青皮、骨碎补、白豆蔻、安息香（酒熬）、黑附子（制）、黄芩、香附（酒浸焙）、玄参、白术各30g，防风75g，菖蒲根、虎胫骨（炙）、当归各45g，血竭21g，地龙（炙）、犀角、麝香、松脂各15g，牛黄、片脑各5g，人参90g。制法：各研、称准，合和再研，蜜丸如桂圆核大，金箔为衣，白蜡为匮，治一切中风、瘫痪、痿痹、痰厥、拘挛、疼痛、痈疽流注等。

⑦虎潜：即虎潜丸（朱丹溪方）。败龟板（炙酥）、黄柏（盐水炒）各125g，知母（盐水炒）、生熟地黄各60g，牛膝105g（酒蒸），白芍药45g（酒炒），锁阳（酒润）、虎胫骨（酥骨）、当归（酒洗）各30g，陈皮24g（盐水润），干姜15g。制法：共研细末，羯羊肉二斤，酒制捣膏为丸，如梧桐子大。每服10g。空腹时盐汤送下。治肾阴不足，筋骨痿软，不能步履等证。

【按语】髓脊灰质炎是由脊髓灰质炎病毒（肠道病毒）引起的急性传染病。1～5岁的小儿发病较多，7～12个月婴儿患病最多，故此病也称小儿麻痹症。临床特点为发热，出现分布不规则和程度不等的肌肉或肌群的弛缓性瘫痪。无感觉障碍。多见于四肢，尤其是下肢。一旦发现这类疾病，对患者要隔离为期6周，报告疫情。预防方法以服用脊髓灰质炎减毒活疫苗糖丸，2、3、4个月龄各口服1丸，1.5岁及4岁各再服1次。服用时禁用热水化开，最好直接放入口内溶化咽下，或用冷开水送服，以免失效。

　　此病目前尚无特殊的治疗方法，在前驱期主要是休息，以减少麻痹的发生与发展。局部湿热敷，或服镇痛剂，以减轻疼痛，使肌肉放松，需避免肌内注射。瘫痪期，疼痛缓解后作按摩及被动运动，配合物理治疗，促进肌力恢复。辅助药物如地巴唑，有兴奋脊髓和扩张血管作用，按体重每日 0.1～0.2mg/kg，顿服，10 日为 1 疗程；维生素 B 族可长期服用。

流行性腮腺炎 （离亭燕）

　　流行性腮腺炎，特征肿胀，俗名痄腮。起病急，甚则热势颇壮。普济消毒饮①，可加减应用方。冬春时传播广，一般经过无妨，常用清热解毒药，板蓝根②仙人掌③，并发睾丸炎④，与龙胆泻肝汤。

【注释】

①普济消毒饮：李东恒方。黄芩、黄连、人参、橘红、元参、柴胡、桔梗、生甘草梢、连翘、大力子、板蓝根、马勃、僵蚕、升麻。

②板蓝根：出《半农半医教材》。板蓝根 30g，大青叶 10g。煎服法：水煎服，每服 1 剂。

③仙人掌：出《常用中草药手册》。仙人掌 1 片。去刺，从中剖开，贴于患部，或捣烂敷患部。

④睾丸炎：男性儿童常在急性腮腺炎发生时伴发睾丸炎，出现睾丸肿胀疼痛，这时千万不能忽视，必须联合诊治，否则会对其今后生育和性功能带来影响。关于伴发症的治疗在已故名医章柏年著《蕉窗话医·从痄腮谈到阳痿》中有介绍："初学医时，邻居增桂患痄腮（即流行性腮腺炎），高热颐肿，家父以普济消毒饮加减治之，二剂后肿消热退，不意二天后突发睾丸肿痛，热势又增，其家长转请西医诊治，经用抗菌素加热敷，病情益重。医家、病家均感束手无策，乃专程请俞经邦医师（当地名医）往诊，诊毕特来我家闲叙曰：'该病愈后，继发睾丸炎非普济消毒饮所能治，亦非寻常治疝药所能效，当用：甘草、桔梗、丹皮、当归、玉竹、首乌。此方我在杭州开业期间由一老医传授，用之百发百中。'我侍听于旁，将信将疑，三日后，增桂病证果痊，始信其效……后偶于书店检得汪蕴谷著的《杂证会心录》，竟详载此方，如获至宝。"

【按语】流行性腮腺炎是由腮腺炎病毒所致的急性传染病，通过唾液飞沫传播，好发于冬春季及儿童。临床特点为发热，腮腺或其他唾液腺非化脓性肿大、疼痛。感染后可获得终身免疫。一般治疗以休息为主；对症治疗，中草药内服并外敷，内服用普济消毒饮加减辨治，外敷醋调青黛，或仙人掌去刺外敷。

败血症（庆春泽）

败血症，各种病菌，由血循环入侵。寒战高烧，以及脓毒浸淫，抗菌有效人争颂，转危为安古犹金。青链霉素①，各种治疗，轻者胜任。从来药物经口服，犀角地黄汤②，三黄③煎饮，银翘野菊，蒲公英与地丁④，大剂量快快协进。为谁服务尽责任，除呻吟，消毒预防，永作良箴。

【注释】

①青链霉素：青霉素，每日 120～240 万单位，分 4～6 次肌注；链霉素，每日 1g，分两次肌注，小儿以每日每公斤 30mg，分两次肌注（《农村医疗卫生手册》）。当今医药科技发展迅猛，各种抗生素也层出不穷，所以要用得适时、精准才能立竿见影。

②犀角地黄汤：见"流行性乙型脑炎"。

③三黄：即三黄汤（《药物治疗手册》）。黄连 10g，黄芩 15g，黄柏 15g，水煎服。

④银翘野菊，蒲公英与地丁：即金银花、野菊花、蒲公英、地丁草，加天葵子为五味消毒饮（《医宗金鉴·外科心法要诀》）。

【按语】 败血症是多种病原菌感染所引起的疾病，中医多采用清热解毒、凉血败毒的为主的方法随症施治。但此病属急危重症，需及时采用中西医结合的治疗。

猩红热（三字令）

猩红热，疹密稠，突起时，热外浮，病害重，药快投。初凉散①，次解毒②，勿夷犹，青霉素③疗效优。磺胺类④，如同舟，相互用，考虑周，免儿累，防为主，莫辜负。

【注释】

①凉散：牛蒡子10g，薄荷、蝉蜕各3g，水煎服。适用于发病初期，发热、头痛、咽痛、皮疹。

②解毒：蒲公英、紫花地丁、玄参各20g，金银花、连翘各10g，水煎服。适用于发病二三日，发热咽痛、皮疹显著、舌红绛。

③青霉素：肌肉注射，每日40万单位，5~7天为一疗程。

④磺胺类：磺胺噻唑或磺胺嘧啶，用于轻症病例，或对青霉素过敏者，治疗剂量按体重，每日150mg/kg，分4次与等量碳酸氢钠同服，5~7天为一个疗程。

【按语】 文中为20世纪60年代的抗生素等消炎类药物的应用水平，与当今的应用情况有较大的差别，应该遵循现代医学的发展用药。但该条总的诊治方法还是正确的，临床值得参考。

猩红热是由乙型溶血性链球菌所致的急性发疹性传染病。以发热、咽峡炎、全身弥漫性红色皮疹和疹退后明显的皮屑及杨梅舌为临床特征。中医多称为烂喉痧或烂喉丹痧。多在冬春季发病。应预防为主，隔离治疗，外出戴口罩。中医强调辨证论治，如本文所述。西医强调注意口腔卫生，卧床休息，给予适当补液。抗菌治疗首选青霉素，成人每日160万~320万单位，分2~3次肌注，连用7~10日。青霉素过敏者用红霉素，成人每日1.0~1.5g，儿童按体重每日20~40mg/kg，分3~4次口服，连服 7~10 日。

烂喉丹痧（百字令）

烂喉丹痧，猩红热，辨证不一而足，痧宜透达邪外出，内陷声哑气促。加减荆防①，加减麻石②，加减黑膏③服。清凉疗法④，连接快追逐。

外治吹喉药，玉钥匙等⑤，消肿又解毒。针刺少商或委中，清洁口腔宜速。此病流行，前如清代，前人煞费心曲，天士道耕，都有著述记录。

【注释】

①加减荆防：即加减荆防败毒散（吴氏方）。荆芥、牛蒡子、金银花、连翘、薄荷、鲜竹叶、桔梗、淡豆豉、马勃、蝉衣、僵蚕、射干。

②加减麻石：即加减麻杏石甘汤（《喉痧症治概要》）。净麻黄、生石膏、象贝母、鲜竹叶、杏仁、射干、炙僵蚕、生甘草、连翘、金银花、薄荷叶、玄参、白萝卜汁。

③加减黑膏：即加减黑膏汤（《喉痧症治概要》）。淡豆豉、薄荷叶、连翘、炙僵蚕、鲜地黄、象贝母、浮萍草、鲜竹叶、茅根、芦根、生石膏、赤芍、蝉衣、鲜石斛、生甘草。

④清凉疗法：清营汤（《温病条辨》）。犀角（水牛角代）、生地黄、元参、麦冬、竹叶心、黄连、金银花、连翘、丹皮。清咽养营汤（《疫喉浅论》）。西洋参、生地黄、麦冬、天花粉、白

芍、元参、茯神、天冬、桔梗、甘草、知母。凉营清气汤（《喉痧症治概要》）。犀角尖（水牛角代，磨冲）、鲜石斛、山栀、丹皮、鲜生地、薄荷叶、川连、赤芍、玄参、生石膏、生甘草、连翘、鲜竹叶、茅根、芦根、金汁（冲服）。

⑤玉钥匙等：玉钥匙（《三因方》）。西瓜霜 15g，硼砂 15g，朱砂 2g，僵蚕 10g，冰片 2g，共研为极细末，密装瓶内勿使泄气，每用少许，吹于患处。金不换散（《疡医大全》）。西瓜霜 15g，硼砂 15g，朱砂 2g，僵蚕 10g，冰片 2g，人中白 3g，青黛 10g，牛黄 1g，珍珠 1g，共研为极细末，密装瓶内勿泄气，每用少许，吹于患处。三黄二香散（《温病条辨》）。大黄 60g，蒲黄 30g，麝香 1g，雄黄 10g，冰片 1g，共研为极细末，初用白茶汁调敷，干则易之，继用香油调敷于颈外肿处。

【按语】本病与上文"猩红热"相似，所区别的是前文突出西医疾病的中医药辨证论治，而本文烂喉丹痧是中医对该病的认识和治疗，两文可互相参阅、相互补充，加深对烂喉丹痧的中西医认识。所谓烂喉丹痧是因其特点：咽喉腐烂，肌肤丹痧。

流行性脑脊髓膜炎（齐天乐）

流行性脑脊髓膜炎，患者小孩多数，简称流脑。积极预防，及时隔离病所。特起高热，头剧痛呕吐，甚则反张，惊厥强直，紧急抢救快争取。

论治切忌泥古，麻桂难运用，莫作夸父，学师愚法，不为所囿。好似自出机杼，下列验方①，通过了实践，典范可树。去粗存精，有目可睹。

【注释】

①验方：流脑初起，发高热、头痛咽痛，金银花 15～30g，连翘 15～30g，豆豉 10g，芦根 10g，荆芥 10g，薄荷 3～5g，大力子 10g，甘草 10g，桔梗 5～8g，竹叶 5g，水煎服。流脑伴发热、头痛、惊厥、呕吐，生石膏 60g，龙胆草 10g，水煎服，分 3～4 次服。流脑高热、头痛、惊厥、颈强直，龙胆草 6g，生地 15g，黄连 6g，菊花 10g，紫金锭（即玉枢丹）10g，研末分次冲服（以上录自《药物治疗手册》）。

【按语】流行性脑脊髓膜炎是现代医学的病名，属中医温病学中的春温，其受温热疫毒之邪，应采取清热解毒为主的综合治疗措施。温病最易伤阴，应时时顾及养阴，所以许师提醒"麻桂难运用，莫作夸父，学师愚法，不为所囿"，并将临床分期治疗的经验方介绍给大家，其负责的教育后人的精神可见一斑。

白喉（洞庭春色）

白喉相传，冬春之际，亢燥害人。自科学证实，病原杆菌。临床特点，轻重两型。看喉间起白如腐，小儿尤多成流行。

煞时间，腐膜满布，病变又频。从来养阴清肺①，牛膝根，引热下行。属于阳热者，喉间溃白，舌焦唇裂，臭气难闻。古称神仙活命汤^②，龙虎二仙^③效如神。清凉散^④，青果白莱菔^⑤，防治堪遵。

【注释】

①养阴清肺：即养阴清肺汤（《重楼玉钥》）。生地30g，元参25g，麦冬18g，川贝母12g，丹皮12g，白芍12g，甘草6g，薄荷2g，水煎服。以上是成人量，小儿酌减。加减法：胁下胀满，加神曲、山楂各12g；燥渴加天冬、马兜铃各12g；面赤发热、舌苔黄色，加连翘、银花各12g；大便燥结，加元明粉、清宁丸各12g；小便短赤，加木通、泽泻各6g；大便溏泄，加砂仁3g，藿香6g；若泄泻过度，生地、元参、麦冬、土牛膝根可酌减。

②神仙活命汤：《白喉治法忌表抉微》。石膏、生地、山栀、马兜铃、龙胆草、元参、白芍、黄柏、瓜蒌皮、板蓝根、生甘草。加减法：舌上芒刺、谵语神昏加犀角，大便秘结加大黄、莱菔子，小便短赤加知母、泽泻、车前子，口渴甚者加天冬，发热者加银花、连翘。

③龙虎二仙：即龙虎二仙汤（《时疫白喉捷要》）。大生地、生石膏、犀角、龙胆草、大力子、板蓝根、知母、元参、马勃、木通、黄连、焦山栀、黄芩、甘草、僵蚕、大青叶，粳米为引。此方为白喉极险者而设，可日服三四剂，须临证斟酌，不可混投。

④清凉散：出《喉症明辨》。硼砂10g，人中黄6g，黄连3g，薄荷2g，青黛12g，梅片1.5g。研为极细末，吹喉用。

⑤青果白莱菔：出《简明中医喉科学》。青果（鲜橄榄）、白萝卜各50g，煎汤代茶饮，每星期服两次或三次，作为内服预防。

【按语】 西医所称的白喉是由白喉杆菌引起的急性传染病，可发生于扁桃体、咽喉部、鼻、鼻咽、气管支气管黏膜、女婴外生殖器等部位。好发于秋冬季，多见于年长儿童，患者或带菌者通过飞沫把细菌传播给他人。扁桃腺与咽白喉的患者最多，心肌炎是最常见的并发症。西医的一般处理，注意消毒隔离，用抗毒素疗法，抗白喉毒素马血清是治疗白喉的特效药，应早用、足量用，扁桃腺及喉白喉用量 2~4 万单位，鼻白喉 1~2 万单位，鼻咽白喉 4~8 万单位，发病超过 72 小时，剂量应为 8~12 万单位，用全部或半量用生理盐水稀释后于 30~60 分钟内静脉滴入，其余部分作肌肉注射，使用前做皮肤过敏试验，阳性者需做脱敏法。

百日咳（长相思稍有变更）

百日咳，百日咳，顿咳痉挛流眼泪。自从天冬合剂①推广后，流行季节可配备。百日咳，百日咳，肺风麻杏石甘②类。自从鸡胆③创用问世后，抗御病毒免儿累。

【注释】

①天冬合剂：1956 年《中医杂志》。天门冬、麦门冬、百部、瓜蒌仁、橘红。本方的组成，主要根据顽固咳嗽的成方、验方，如《千金方》百部膏、《张氏医通》二冬膏、《济生方》橘皮竹茹汤、《金匮》麦门冬汤，斟酌取舍抉择而成。本方组成药味虽寥寥无几，但滋养强壮、镇痰化咳等作用都已具备，因此有人评论本方的组成是精密的，确是有所依据。

②麻杏石甘：即麻杏石甘汤（《伤寒论》）。麻黄、杏仁、甘草、石膏。

③鸡胆：即鸡胆汁，1959 年《中医杂志》。6 个月以下患者，一次 0.3mL；6 个月至 1 岁的患者，一次 0.4～0.5mL；1～3 岁的患者，一次 0.5～0.6mL；5～8 岁的患者，一次 0.7～1mL。本药对百日咳治疗快、时间短，一般 5 天可以痊愈。

【按语】 百日咳为儿童比较常见的传染性肺系疾病。中医又称为顿咳、疫咳、鹭鸶咳。现代黎炳南自订百马汤（百部、马兜铃、炙甘草、大枣）为基本方，随症加减，获得显著效果，值得借鉴。查少农氏的沙参车前木瓜白蜜汤（南沙参 15g，车前子 15g，宣木瓜 10g，白蜂蜜 30g）也可试用。此方效果很好，药味不苦，儿童也能接受。

伤寒（多丽）

伤寒，从前广泛流行。其特点，体温脉搏，不符合相径庭。论预防，粪便垃圾，好处理，消灭苍蝇。如果发现，抗菌治疗，氯霉素①效推典型。并发症，即肠出血，肠穿孔加惊。饮食物，稀软多餐，注意安宁。

前代人煞费心力，汗下凉遏叮咛。第一周，栀豉②宣痹③；第二周，甘露④三仁⑤；延入高热，神清神昏，竹叶石膏⑥清阳明；谵语者，神犀⑦牛黄⑧至宝⑨，可酌进，如亡阳，少数病例，参附⑩金真⑪。

【注释】

①氯霉素：出《农村医疗卫生手册》。成人每日 1～2g，儿童每日 50mg/kg，分 4 次口服。体温平稳 48 小时后，可用减半剂量。总疗程 14 天左右。

②栀豉：即栀豉汤（《伤寒论》）。栀子、香豉。

③宣痹：即宣痹汤（《温病条辨》）。射干、豆豉、通草、郁金、枇杷叶。

④甘露：即甘露消毒丹（《温热经纬》）。白蔻仁、藿香、茵陈、滑石、木通、石菖蒲、黄芩、连翘、贝母、射干、甘草、薄荷。

⑤三仁：即三仁汤（《温病条辨》）。杏仁、蔻仁、薏苡仁、川厚朴、滑石、通草、竹叶、半夏。

⑥竹叶石膏：即竹叶石膏汤（《伤寒论》）。竹叶、生石膏、人参、麦冬、半夏、甘草、生姜、粳米。

⑦神犀：即神犀丹（叶天士方）。犀角、生地、银花、板蓝根、金汁。

⑧牛黄：即万氏牛黄清心丸（万密斋方）。牛黄、雄黄、冰片、朱砂、黄连、珍珠、犀角、麝香。或安宫牛黄丸（《太平惠民和剂局方》）。牛黄、黄连、郁金、犀角、珍珠、雄黄、朱砂、麝香、冰片、黄芩、山栀。

⑨至宝：即至宝丹（《太平惠民和剂局方》）。

⑩参附：即参附养营汤（《瘟疫论》）。高丽参、干姜、附子、当归身、熟地、白芍。

⑪金真：即金真乙气汤《冯氏锦囊》。熟地、麦冬、白术、五味子、人参、附子、牛膝。

【按语】 本文所论"伤寒"为西医所说的伤寒杆菌经消化道感染的全身性急性传染病肠伤寒。全年均可发病，但以夏秋季为发病和流行高峰。其临床表现：持续性发热，相对缓脉，肝脾肿大，玫瑰疹或白疱，白细胞减少，病变部位在小肠，表现为肠道内淋巴组织的增生与坏死。中医认为，本病自口而外入，湿盛脾虚自内而应之，正虚邪入，内外相合，遂成湿温。其特点是湿热蕴阻，但有热重、湿重之分。病程初期多为表里同病，极期为三焦湿热弥漫，后期多为正虚邪恋，气津两伤，其病理变化比单纯温热阳邪要复杂得多。

伤寒确诊要靠细菌培养或肥达反应。治疗一般要注意隔离，排泄物消毒处理。少渣饮食，少食多餐，切勿暴饮暴食。病原治疗：喹诺酮类用氟哌酸，0.3~0.4g 糖盐水静滴。也可用氯霉素或复方新诺明。

细菌性痢疾（梁州令叠韵）

细菌性痢疾，属性未能划一。从古来直到如今，方药多起，研究待落实。

溯，白头翁汤①开端，枳实导滞丸②，芍药③，香连④名词胜难记。

治疗大发展，力求简便廉验，单味验方中，草药，治疗痢疾，效果较明显。

老鹳⑤凤尾⑥马齿苋⑦，问谁可高攀，石榴皮⑧龙芽草⑨，穿心莲⑩异口称赞。

【注释】

①白头翁汤：出《伤寒论》。白头翁、黄柏、黄连、秦皮。

②枳实导滞丸：李东恒方。大黄、黄芩、黄连、神曲、白术、茯苓、泽泻。

③芍药：即芍药汤：（张洁古方）。白芍、黄芩、黄连、大黄、肉桂、甘草、槟榔、木瓜、当归。

④香连：即香连丸（《太平惠民和剂局方》）。木香、黄连。

⑤老鹳：即老鹳草（《浙江民间常用中草药》），专治热性痢疾。

⑥凤尾：即凤尾草（《上海常用中草药》），民间为治痢疾专药。凤尾草30g，黄毛耳草15g，爵床15g。水煎，加蜂蜜30g冲服，每日1剂，分两次饭前服，连服3～5剂。

⑦马齿苋：出《上海常用中草药》。鲜马齿苋（全草）60～125g，水煎服。

⑧石榴皮：出《上海常用中草药》。主治慢性扁桃体炎，果皮适量，煎剂含漱；慢性痢疾、慢性腹泻、脱肛、带下、月经过多，用5～20g，煎服。痢疾初起不宜应用。

⑨龙芽草：出《浙江民间常用草药》。龙芽草（全草）10g，铁苋菜30g，臭椿皮2g，红木香10g，生姜3片，水煎，白糖冲

服。忌食糯米、鱼腥，主治赤痢。

⑩穿心莲：出《药物治疗手册》。穿心莲（干品）10～15g，水煎服。或干粉1.2～3g冲服，一日3次。制成的片剂、针剂也治急性菌痢和肠炎等。

【按语】西医认为，细菌性痢疾是痢疾杆菌感染的肠道传染病。主要为结肠下段肠壁弥漫性炎症，毒素吸收可产生全身中毒症状。经口传染，夏秋高发，典型症状为大便呈脓血便，一日十余次或数十次，伴腹痛及里急后重。一般治疗主要进行消化道隔离，抗菌治疗用氟哌酸、复方新诺明、氯霉素等。中医药治疗药方更多，许多民间草药及单验方如文中所列皆可使用。

阿米巴痢疾（安公子又一体）

阿米巴痢疾，古称冷痢久痢。丑恶隐匿肠间，顽固地密集，医治难消灭。鸦胆子①，龙眼肉，两者配合齐全，早斗它余孽。

地锦草②治本病，制成片剂。治肝脓肿，依米丁③于病有利。即多年床榻，一旦霍然，怎前后不对比。

【注释】

①鸦胆子：出《本草纲目拾遗》。成人49粒，取大桂圆肉包之，每包7粒，儿童酌减，紧包空腹吞下，以饭压之，使其下行，更借此桂圆肉包裹，可以直至大肠也。

②地锦草：出《中草药新医疗法资料选编》。用此草制成片

剂为地锦草片，每日3次，每次4片，儿童酌减。

③依米丁：出《药物治疗手册》。成人0.03g一次，一日2次，深部皮下注射，连续6~7天后剂量减半，再注射3天。重复治疗，需间隔一个月。本药排泄甚慢，容易蓄积中毒。

【按语】此病进行必要的大便检查，确诊为阿米巴痢疾后，再使用依米丁等药物治疗。这时若效果不好，可配合中医药辨证论治，其中单方如鸦胆子之类，可以在辨证论治的处方中加用。

阿米巴病是溶组织内阿米巴原虫感染所致的传染病。病原体首先侵犯肠道，产生阿米巴痢疾，又称阿米巴肠病。以后可能继发引起肝、肺、脑等处脓肿，称为阿米巴病。阿米巴痢疾典型症状为大便呈果酱状，血多脓少，量多，有恶臭，有腹痛。一般治疗，进行消化道隔离，首选甲硝唑，又称灭滴灵，成人0.4~0.8g/次，3次/日，儿童按体重每日50mg/kg，分3次服，连服7天。

肺结核（望远行）

肺结核病，日瘵殆，传尸以致灭门。此乃古说，说明传染，死亡率甚高云。防重于治，快进行胸透视，X光普查要紧，如不加紧，难免夭倾。

抗菌，异烟肼链霉素，对氨基水杨酸钠，如今联合应用。结合中药，促使缩短疗程。程氏月华①羊胆②，肘后獭肝③，肺结核方④相传，直到今朝，急待阐明。

【注释】

①月华：即月华丸（《医学心悟》）。天冬（去心蒸）、麦冬（去心蒸）、生地（酒洗）、熟地（九蒸晒）、山药（乳蒸）、百部（蒸）、沙参（蒸）、川贝母（去心蒸）、真阿胶各30g，茯苓（乳蒸）、獭肝、广三七各15g。用白菊花去蒂60g，桑叶60g（经霜者熬膏），将阿胶化入膏内，和药稍加炼蜜为丸，如弹子大。每服1丸，噙化，日三服。

②羊胆：即羊胆丸（验方）。羊胆1只、百部5g，白及6g，川贝3g，甘草2g。每服3g，日服三次。

③肘后獭肝：即肘后獭肝散（《肘后备急方》）。主治：冷痨，又治鬼疰。一门相染。獭肝一只。炙干研末吞服。服方寸匕，日三服。

④肺结核方：出《中草药单方验方汇编》。上海中华制药厂生产。泽漆12g，百部10g，甘草10g，蒲公英30g，菫草30g。水煎服。

【按语】 西医认为，肺结核是由于结核分支杆菌侵入肺部繁殖而引起的炎症性病变。早期为渗出性，继之转为增殖性病变。一般可分为原发性肺结核、血液播散型肺结核、浸润型肺结核、慢性纤维空洞型肺结核和结核性胸膜炎。一般抗痨药物治疗基本原则为：早期、联合、适量、规律和全程用药，多采用3种抗痨药物联合应用，联合方案有：①异烟肼0.3g，口服，1次/日；链霉素0.75g，肌注，1次/日；对氨基水杨酸12～18g，分次口服。②异烟肼0.3g，利福平0.45g，乙胺丁醇0.75g，均1次口服。总的原则是将杀菌药与抑菌药联合应用，或将两种杀菌药联合应用。异烟肼、利福平、链霉素、吡嗪酰胺为杀菌药；乙胺丁醇、对氨基水杨酸和氨硫脲为抑菌药。联合用药治疗时间短程为 6～9 个月，标准疗法为 1～1.5 年。

渗出性胸膜炎（水龙吟）

渗出性胸膜炎，中西医结合好部署。其病开始，发冷发热，咳难止住，胸痛叩诊，X 光透视，才不致误。给予雷米封①，用鱼腥草注射液，加肌注。

应是全力以赴，那古方，怎凭闲处，葶苈大枣②，配伍其他，复方效著。必须知道，本病原由，结核菌素，药不对病，虽杨帆逆流难过渡。

【注释】

①雷米封：即异烟肼，系常用的抗痨药物。

②葶苈大枣：即葶苈大枣泻肺汤加味方（浙江余杭县第一人民医院方）。炙麻黄 2g，杏仁 10g，生甘草 2g，细辛 1g，白芥子 3g，炙白苏子 6g，当归须 10g，生白术 10g，炙紫菀 10g，甜葶苈子 5g，玉桔梗 2g，大枣 15g。

【按语】渗出性胸膜炎为胸膜炎之一种。胸膜炎是由于感染、变态反应、肿瘤、化学或物理因素引起的胸膜炎症。病变大多数发于肺部或胸膜。根据渗出物的多少有干性和湿性两类，后者胸腔内有明显积液，临床上最常见的是结核性胸膜炎。结核或化脓性感染可使胸腔积脓，称为脓胸，有急性、慢性之分。

西医针对病因进行治疗，若结核性的采取抗痨治疗，细菌性的进行抗生素治疗，肿瘤进行手术和放化疗，也可进行胸腔抽液及局部用药。总之，一定要注意其发病的原因，实行中西医、内外科结合的综合性治疗。

结核性脑膜炎（谢池春）

小儿多见，结核性脑膜炎。如肺痨，起病缓慢，分早中晚，为诊断要点。抽脑脊液，实验真诠。

抗结核药，及时治疗勿延。中草药，荩草①为先，配伍得好，灭菌力倍添。羊胆丸②，协同效专。

【注释】

①荩草：民间验方。荩草 30g，十大功劳根 30g，景天三七 30g，天葵子 10g，山荷叶根 5g，水煎服。

②羊胆丸：见"肺结核"。

【按语】结核性脑膜炎非一般轻浅之病，是结核病中最严重的类型。诊断要点：一逐渐开始的倦怠、烦躁和食欲不振等结核病的一般中毒症状；二出现头痛、呕吐、惊厥、颈项强直的脑膜刺激症状；三有结核病接触史，结核菌素试验强阳性；四脑脊液有数百个淋巴细胞，葡萄糖减少，蛋白增多，经过 10 余小时静置后，脑脊液内现出网状薄膜，耐酸染色发现结核杆菌。治疗以抗痨治疗与中医辨证论治相结合。

肾结核（临江仙）

肾结核与肺结核，就肾结核而言，出现尿血或尿频，抗酸杆菌，找到成确诊。

荠菜马齿苋协同①，荠菜②甘淡性凉，煎冲鸡蛋拌匀。实验证明，肾结核效准。

【注释】

①荠菜马齿苋协同：出《农村常见病防治手册》。荠菜和马齿苋内服，有一定疗效。

②荠菜：出《中医药新编》。味甘淡性凉，有清热利湿、凉血止血之功，主治痢疾、肠炎、咯血、便血、子宫出血、乳糜尿、肾结核。实验证明：一能缩短动物出血凝血时间；二加鸡蛋煎食，对肾结核有效。

【按语】结核性疾病是因结核杆菌侵犯了人体的某一部位或脏器所造成的疾病，需进行抗结核治疗，这是常规的、特殊的治疗方法。中医的治疗，第一是辨证论治，第二是抗虚劳治疗，因为一般的结核病表现出一系列消耗性虚损或劳弱之证，属中医的虚证范畴，再根据表现症状进行随症施治。

颈淋巴结结核（西子妆）

生在颈部，或如串珠，叫颈淋巴结核。此病从来吓唬人，到如今，控制业绩，防治胜昔。链霉素，异烟肼匹。再进步结合中药，歼此邪癖。

消核疬[①]，散肿溃坚[②]，针头散[③]选择。调补逍遥[④]养荣汤[⑤]，猫爪草[⑥]，葎草[⑦]煎服。研究探索，理疗法，挑治[⑧]新辟，如敷药，天葵子[⑨]捣鲜鲫鱼。

【注释】

①消核疬：消核散（《医宗金鉴》）。海藻 90g，牡蛎、元参各 120g，糯米 250g，生甘草 30g；红娘子 28 个，同糯米炒焦黄色，去红娘子用米。研为细末，每服 3～5g，温酒调下，量人壮弱加减。治颈项痰凝瘰疬。消疬丸（《疡医大全》）。夏枯草、连翘、蓖麻仁各 125g 磨细，装入猪大肠一段内，两头扎紧，酒浸蒸烂捣丸，如梧桐子大，每服 50 丸，温酒送下。治瘰疬。

②散肿溃坚：即散肿溃坚丸（《证治准绳》）。知母酒拌炒、瓜蒌根酒拌、昆布酒洗炒、桔梗、莪术酒拌炒、连翘、黄连炒、三棱酒拌炒、葛根、白芍各 10g，升麻、当归尾酒拌炒、柴胡、甘草各 30g，龙胆草 125g，黄芩 50g（一半酒炒一半生用）。共研细末，炼蜜为丸，如绿豆大，每服 100 丸或 150～200 丸，白滚汤送下，5 日。又服益气养荣汤 5 日，如此相兼服之，不应，以针头散敷之。治疗瘰疬马刀，服益气养荣汤不能消散者。

③针头散：出《素问病机气宜保命集方》。乳香、蟾酥各 3g，研为细末令用，以乳汁和如泥、如瓷石盒收之，干亦不妨。用法：每以唾液调拨少许，点于肿核上，膏药贴之，毒气自消。治疮疡焮肿木硬。

④逍遥：即逍遥散（《太平惠民和剂局方》）。柴胡 2g，白术蜜水拌蒸、茯苓、当归各 3g，白芍 5g 酒炒，炙甘草、陈皮各 5g，薄荷叶 1.5g，煨姜 3 片。治肝气抑郁、血虚火旺，症见头晕目眩、尿赤、口苦、倦怠烦渴、寒热咳嗽、两胁作痛、脐部肿胀、小腹重坠、妇人经水不调、脉弦大而虚。

⑤养荣汤：即人参养荣丸（《太平惠民和剂局方》）。人参、白术、黄芪蜜炙、甘草、陈皮、桂心、当归酒拌各 30g，熟地、五味子、茯苓各 20g，远志 15g，白芍 5g，生姜 30g，大枣 45g，研为细末。姜枣煎成浓汁泛丸。每服 10g，热汤送下。治脾肺气虚、营血不足，症见惊悸健忘、寝汗发热、食少无味、身倦肌瘦、气弱气短、毛发脱落、小便赤涩，及发汗过多、身振脉紧、筋惕肉𥆧。

⑥猫爪草：出《中医学新编》。猫爪草 90～125g，蜜枣 5 枚，水煎服。

⑦葎草：民间单方。葎草 60g，山荷叶 1.5g（研）。葎草煎成以后，随药吞送山荷叶根粉。

⑧挑治：即挑治疗法（《农村常见病防治手册》）。在两肩甲下角以上，脊柱两侧区域，找出红点，略高于皮肤，小米粒大，压不退色的结核点，进行挑治。右侧患病选左侧，反之选右侧。一般挑治后，病变在 30～40 天内逐渐消失，一次不愈可挑 2～3 次。或作截根术，在皮肤消毒局麻下，作双侧膈俞穴纵切 1～1.5cm，将背筋膜挑起，剪取 0.2cm×1.0cm，皮肤不缝合，加压包扎，每日一次，亦有一定疗效。

⑨天葵子：民间验方。治疬串。每岁 1 粒，同鲫鱼捣烂敷之。全草亦可。据传说，此物产于金华、诸暨深山石罅间，而形大者为良。已溃方：民间经验方。将芫花与异烟肼合用，治疗已破烂的淋巴结核有显著疗效。芫花每日用量 0.6g。晚间用甜酒送服，服后有轻度腹泻反应。

【按语】颈淋巴结核为颈部淋巴结受结核杆菌感染所产生的慢性炎症。多见于儿童，常继发于支气管结核或肺结核。临床见局部淋巴结肿大，甚则形成溃疡，久不收口，伴有低热、盗汗，结核菌素试验呈阳性。治疗即抗结核治疗，一般要坚持1～2年。同时可配合中西医外科进行手术治疗。在治疗过程中要加强营养，注意休息，并进行中医的理虚治疗（详阅董汉良著《理虚心法》）。

骨与关节结核（瑶花）

骨结核和关节结核，由寒性脓肿，俗称骨痨。初起时，患处仅感隐痛。脊椎髋关节最多，动则加重。失治畸形和残废，好发年少儿童。

治分初中后期，初中阳和汤①，促使融通。扶正托毒，托里散②，气血虚弱宜用。后期清骨③大补阴④，人参养荣⑤。外治分已溃未溃，草药气熏齐攻。

【注释】

①阳和汤：出《外科全生集》。鹿角胶、麻黄、熟地黄、白

芥子、炮姜、甘草、桂枝。

②托里散：《医学入门》加减方。人参、白术、穿山甲、白芷、升麻、甘草节、当归、黄芪、皂角刺、青皮。

③清骨：即清骨散（《证治准绳》）。银柴胡、胡黄连、秦艽、鳖甲、地骨皮、青蒿、知母、甘草。

④大补阴：即大补阴丸（《丹溪心法》）。知母、黄柏、熟地黄、龟板。

⑤人参养荣：出《太平惠民和剂局方》。即十全大补汤去川芎加陈皮。

【按语】骨及骨关节结核是一种易致残的疾病，尤其儿童更要引起高度重视。除内科治疗外，中西医外科与骨科也要配合治疗。现代影像检查，如 X 光的拍摄、CT 检查等必须运用，以及时了解病情的变化和转归。

在治疗上，根据发病部位有脊椎、髋关节、膝关节结核的不同，一是抗结核治疗，二是手术治疗，三是营养疗法，四是注意休息和锻练。

钩端螺旋体病（安公子）

钩端螺旋体，高热肌痛刀割起，部分黄疸，损肝肾，病由表入里。论治法，清暑化湿①好处理。入阳明，白虎加味②拟。肝性昏迷甚，安宫③清宫汤④尔。

瘛疭势危殆，错纵转归难胜纪。大定⑤、小定⑥独参汤⑦，羚羊钩藤⑧饵。溯前证，咳嗽气促血不止。权济急，参麦⑨犀地⑩是。谈预防为主，鼠污物勿染指。

【注释】

①清暑化湿：经验方。青蒿、佩兰、薏苡仁、通草、六一散、大豆卷。热重加银花、连翘、黄芩、竹叶、西瓜翠衣、鲜芦根，目赤加桑叶、菊花，湿重者加苍术、厚朴、赤苓、陈皮，胸闷加蔻仁、枳壳。

②白虎加味：即白虎汤（《伤寒论》）。石膏、知母、甘草、粳米。用于暑热亢盛，出现高热多汗、口渴喜饮、烦躁、舌质红苔黄、脉洪大有力者。如脉促，前方加竹叶、麦冬、人参、半夏，名竹叶石膏汤。脉洪大有力，前方加人参，名白虎加人参汤。

③安宫：即安宫牛黄丸（《温病条辨》）。见"流行性乙型脑炎"

④清宫汤：出《温病条辨》。元参心、莲子心、竹叶卷心、连翘心、犀角（水牛角代）、连心麦冬。痰热盛加竹沥，咳嗽不清加瓜蒌皮，热毒盛加金汁、人中黄，渐欲神昏加银花、薄荷、石菖蒲等。

⑤大定：即大定风珠（《温病条辨》）。生白芍、阿胶、生龟板、干地黄、麻仁、五味子、生牡蛎、麦冬、炙甘草、鸡子黄、鳖甲。喘加人参，自汗加龙骨、人参、小麦，悸加人参、茯神、小麦。

⑥小定：即小定风珠（《温病条辨》）。鸡子黄、阿胶、生龟

板、童便、淡菜。

⑦独参汤：张景岳方。人参单味，浓煎顿服。

⑧羚角钩藤：即羚角钩藤汤（《通俗伤寒论》）。羚角片、冬桑叶、京川贝、鲜生地、双钩藤、滁菊花、生白芍、生甘草、淡竹茹、茯神。

⑨参麦：验方，即独参意，因人参价格昂贵，或难购到，可用别直参 10g，麦冬 10g 化之。因五味子有收敛之弊，故不用。

⑩犀地：即犀角地黄汤（见"流行性乙型脑炎"）。合白虎汤治气阴两燔，吐血不止。用犀角末（水牛角代）、鲜生地、生石膏、麦冬、赤芍、知母、丹皮、银花、鲜芦根、焦山栀、仙鹤草之类（见杭州王幼庭钩端螺旋体的学术报告）。

【按语】钩端螺旋体病是一种自然疫源性急性传染病，以鼠类和家畜为主要传染源，好发于青壮年，在稻谷收割时为发病高峰，多发于夏秋季，属中医暑温、湿温病之类。临床的症状特点为：骤起发热，全身酸痛，软弱无力，结膜充血，腓肠肌压痛，浅表淋巴结肿大并压痛。必须中西医结合，两法并进。积极做好预防接种工作。病原治疗，青霉素 G 为首选，剂量宜小，首次 20 ~ 40 万单位肌注，以后 40 万单位，每日 3 ~ 4 次，共用 7 日。不能用青霉素的用庆大霉素，24 万单位/日，分 3 次肌注，或四环素 2g/日，口服，疗程均 7 日。如出血、心衰、呼吸衰竭等，应积极抢救治疗。

疟疾（轮台子）

疟疾古称脾寒，间歇热，这是今名。由于原虫寄生，通过蚊子传染。曾读《内经》疟论，太抽象，实验难证明。预防最要紧，消灭蚊子效最灵。

氯喹啉与奎宁，阿的平，把它扫清。在农村，群众的智慧，又多发明，例如压椎法①，早已推行，倒扣马鞭草②，茅膏③天名精④，鹅不食⑤，鳢肠⑥小青⑦，胡椒粉⑧，贴身柱穴，因地制宜灵。

【注释】

①压椎法：在病人背部1~8胸椎段，查出一个较明显压痛的棘突，以拇指紧贴该棘突外面的皮肤，用力旋转施压，使局部有明显的痛感，连续按压20~40分钟。发作停止后，连续治疗2~3天。压时注意剪短指甲，手指与按压部位及皮肤要紧贴，注意不要擦破皮肤或用少许棉花垫在皮肤上进行按压。

②倒扣马鞭草：出《中药学新编》。倒扣草、马鞭草各30~60g，水煎，发作前2~3小时服药。

③茅膏：即茅膏草。干燥块根研细，将药粉放在胶布上，贴于大椎穴，数小时发泡后取下。治疟疾。

④天名精：出《浙江民间常用草药》。天名精全草60g，龙芽草18g，爵床15g。水煎，早晚饭前各服一次。治疗疟疾。

⑤鹅不食：出《中医学新编》。鹅不食鲜草30~60g，每日1

剂，水煎，分 3 次服，疟发作前 2 小时服完。

⑥鳢肠：干鳢肠草、干苏叶各 3g，研末，用纱布包裹 1 小粒，塞鼻孔，连塞 3 天，可制止疟疾发作。

⑦小青：即小青草，又称爵床（《浙江民间常用中草药》第一集）。鲜全草 90g（干的一两）加水三碗，煎成一碗，在疟疾发作前三四小时服下，即可制止发作。

⑧胡椒粉：出《简明中医学》。胡椒粉 1g，蝉蜕 3g，研细末，用米饭捣成糊状，疟疾发作 3 小时前贴在背正中第三、第四胸椎之间（身柱穴）。

【按语】疟疾的治疗，现今已用西药治疗，很少用中草药治疗。在边陲山区或医药比较落后的地方也有用中草药治疗的，其中青蒿有很好的抗疟疾作用，但其治疗效果由于青蒿的品种不同也常不同。当用西医药治疗后效果不佳时可配合中医药治疗。

西医治疗，一是病原治疗，我国大部分地区仍可用磷酸氯喹，成人首剂 1g 顿服，6 小时后再服 0.5g，第 2~3 日各服 0.5g。同时合用磷酸伯氨喹，每日顿服 3 片（每片 13.2mg），连服 8 日。氯喹抗药地区用青蒿素口服，首剂 1g，6 小时后及第 2~3 日各服 0.5g。也可用磷酸伯喹 0.5g/日，顿服，共 3 日。

恶性疟疾（五彩结同心）

恶性疟疾，昔称发疟，可能合并感染。分型有脑型、肠胃型，黑尿热的变演。明代巨匠吴又可，《瘟疫论》可以一览。达原饮^①，三消饮^②方，在当时无限嵘。

后世不断发展，如叶薛吴王，独具只眼。青蒿鳖甲汤^③，清瘴汤^④，热昏用紫雪丹^⑤，呕吐不止紫金锭^⑥，六和汤^⑦加减。疟虚，四兽^⑧何人^⑨，补元扶正治疟。

【注释】

①达原饮：出《瘟疫论》。槟榔 6g，厚朴 3g，草果仁 1.5g，知母 3g，白芍 3g，黄芩 3g，甘草 1.5g，午后温服。

②三消饮：出《瘟疫论》。槟榔、草果、厚朴、白芍、甘草、知母、黄芩、大黄、葛根、羌活、柴胡，枣姜煎服。

③青蒿鳖甲汤：出《温病条辨》。青蒿 10g，知母 6g，桑叶 6g，鳖甲 15g，丹皮 6g，花粉 6g，水五杯，煮取二杯。疟前分两次温服。

④清瘴汤：出《中医学新编》。青蒿 5g，柴胡 10g，茯苓 10g，知母 10g，陈皮 5g，法半夏 10g，黄芩 10g，川连 6g，枳实 6g，常山 10g，竹茹 10g，益元散 10～15g。高热神昏谵语加服紫雪丹，呕吐不止加服紫金锭。

⑤紫雪丹：出《太平惠民和剂局方》。黄金、石膏、寒水石、滑石、犀角屑（水牛角代）、羚羊角屑、青木香、沉香、升麻、丁香、朴硝、硝石、麝香、朱砂。剂量制法略。每服 1～3g，薄荷汤调下。

⑥紫金锭：同上。山慈菇、五倍子、千金子、朱砂、雄黄、

麝香、红芽大戟，剂量制法略。用法：每服一锭或半锭，病重者二锭。姜汁薄荷汤或开水磨服。

⑦六和汤：出《太平惠民和剂局方》。藿香、川厚朴、杏仁、砂仁、半夏、木瓜、茯苓、白术、人参、扁豆、甘草，加姜枣煎。

⑧四兽：即四兽散（《易简方》）。半夏、人参、茯苓、白术、橘红、草果、生姜、乌梅、大枣各等分，甘草（炙）减半。

⑨何人：即何人饮（张景岳方）。人参、何首乌、当归、陈皮、煨姜、大枣。

【按语】恶性疟疾发生，目前国内除了经济落后地区及少数民族地区外，已很少见。在治疗方法上，一般采取中西医结合为主，并重在西医药治疗。

恶性疟疾属中医瘴疟范畴，因临床类型不同，又有热瘴、冷瘴、湿热瘴、吐泻瘴之分。治疗原则：截疟，解瘴毒，辟秽化浊。由于恶性疟疾病情急骤，病势凶险，易危及生命，必须采取迅速而有效的截疟手段，以及配合各种对症的急救措施，必要时结合中西急救治疗。各种类型的青蒿素制剂的研制，为中医药治疗恶性疟疾开创了新的前景。青蒿素栓剂的直肠给药，首剂 600mg，6 小时 600mg，第 2~5 天，每天给药 2 次，每次 400mg，总剂量 4400mg。其他有青蒿琥酯注射液、青蒿琥酯片、蒿甲醚注射液及片剂等。在应用青蒿类制剂的同时，应根据临床症状进行对症救治。

寄生虫病

血吸虫病（醉江月）

血吸虫病，传播地区，危害颇猖。只有毛主席领导，才把它消灭光。急性慢性，不同症状，表现在临床。钉螺粪便，处理重预防。

急性呋喃丙胺[①]，显著退热，以改善症状，慢性主要用锑剂[②]，分别疗程长短。中药用苍槟[③]，南瓜子仁[④]，服复方槟榔[⑤]。晚期治疗，腹水下列诸方[⑥]。

【注释】

①呋喃丙胺：成人每日剂量 3 ~ 4g，儿童按体重每日 60 ~ 70mg/kg，分 4 次口服，2 ~ 3 周为一疗程。

②锑剂：3 天疗法，按体重每日 12mg/kg 计算，分为 6 ~ 7 次，每天上下午各静脉注射一次，每次不超过 0.1g，总剂量最高为 0.7g。消化道反应较重的患者或总剂量超过 0.6g 者，将六次或七次移至第四天注射。20 天疗法，按体重每日 25mg/kg 计算，分 20 天，每天注射一次，总剂量男性不超过 1.5g，女性及体弱者不超过 1.3g，病情较重，全身情况差者，可按体重每日 22 ~ 24mg/kg 计算，或将疗程适当延长为 22 ~ 25 天。锑剂有一定毒性，治疗过程中可能出现一些不良反应，严重者可危及生命，故

应注意预防和及时处理，以防意外。

③苍槟：经验方。不适宜用锑剂治疗者，可用本方。苍耳草、枣儿槟榔等分，研末糊丸，每日 10～15g，分 3 次饭前服，连服 20 天为一疗程，儿童剂量按体重递减。

④南瓜子仁：单方。南瓜子去壳去油，研成粉末（250g 南瓜子可得粉 200g），成人每次 80g，每日 3 次，连服四周。儿童及食欲极度不良者剂量减半。

⑤复方槟榔：即复方槟榔丸（经验方）。枣儿槟榔 15 份，蜜炼雄黄 1 份，榧子肉 3 份，茜草 3 份，红藤 3 份。上药研末制成丸，每次 10g，每日 2 次，饭前服，20 天为一疗程，儿童剂量按体重递减。合并钩虫、蛔虫感染者应驱虫后再用。

⑥诸方：加减胃苓丸（经验方）。苍术 12g，厚朴 10g，茯苓12g，泽泻 12g，木香 6g，肉桂 1.5g，青皮 12g，汉防己 12g，杜仲 12g，当归 12g。研细末，水泛为丸，如胡椒大。用于轻度腹水，成人每次 8g，饭前温开水送服，疗程 1～2 周。半边莲合剂：（经验方）。半边莲 30g，当归、槟榔、丹参各 6g，茯苓、党参、车前草各 12g。用于中度腹水，亦可用于体弱，腹水较顽固的患者，每日 1 剂，一般 30 天为一疗程。复方防己黄芪丸（经验方）。黄芪 300g，汉防己 300g，白术 125g，炒枳实 125g，茯苓125g，泽泻 125g，熟附子 125g，肉桂 60g。上药共研为细末，另用黑豆 90g，煎水泛丸，如胡椒大。用于身体衰弱、腹满膨隆、全身浮肿、小便黄短、脉沉细的脾肾阳虚患者。成人每次服 10g，每日 3 次，饭前温开水送服。一般服药后 3 天尿量渐增。疗程平

均 21～25 天。有口干舌红、脉数等阴虚症状的不宜服用。含巴绛矾丸（经验方）。绛矾 10g，巴豆霜去油净 10g，加减胃苓丸粉10g。上药研末，加蜂蜜为丸 200 粒（每丸内含组成药物各一厘五毫），用于脉沉迟缓的阴水患者。有重度肺结核，新近吐血、便血、黄疸、急慢性结肠炎和子宫肿瘤等患者忌用。成人每次服1～10 粒（根据病情决定用量），每日 1～2 次，饭后 2 小时温开水吞服，勿咬碎，疗程最短 3 天，最长 20 天，一般 6～15 天，服用过程有轻度腹痛、恶心、呕吐、里急后重等反应，但 1～3 天逐渐消失，停药后续服加减胃苓丸巩固疗效。舟车丸（《丹溪心法》）。黑丑 125g，大黄 60g，甘遂 30g，芫花 30g，红芽大戟 30g，木香 15g，青皮 30g，陈皮 30g，槟榔 30g，轻粉 2.4g。上药制成丸剂。用于口渴面赤、气粗便秘、脉滑数沉实，肾脏机能无严重损害的阳水患者。有活动性肺结核、严重肾脏病、急性传染病、身体瘦弱者忌用。15 岁以下，每日服 3～5g；16 岁以上，每日服5～10g。饭前 1 小时温开水吞服。一般隔天服药一次，个别严重腹水患者可连服 2～3 天。疗程一般 2～18 天，有些严重腹水者需服 3 周。服后可有腹痛、恶心、呕吐等反应。本药为峻猛泻下药，宜慎用。对重度腹水缓慢的，可攻补兼施，服本药 1～2 剂后，暂停服，给予补药扶正 1～2 剂，然后再攻。补剂可用香砂参术苓草丸、六味地黄丸、归芍参术苓草汤等。

【按语】血吸虫病为日本血吸虫寄生于门脉系统内引发的寄生虫病。传染源主要是病人和病牛。以钉螺为中间宿主，人主要通过与含有尾蚴的疫水接触而感染，故一般以有无钉螺存在疫区为标志。主要的病变部位在结肠与肝脏。当前治疗无论急慢性病人，以病原治疗为主，首选药物为吡喹酮，成人剂量按体重10mg/kg，1日3次，连服4日，总剂量按体重120mg/kg；慢性患者或晚期患者，总量按体重60mg/kg，分2日服，每日量也分3次。晚期和重症患者，对症治疗，补充营养，加强支持疗法；巨脾型患者作脾切除术，腹水型患者给予低盐、高蛋白饮食，间歇使用利尿药，积极配合中医药辨证论治。

蛔虫（永遇乐）

头尾两尖，体长而园，蠢蠢而动，甚则乱窜，破坏组织，其力能穿孔。如肠梗阻，阑尾胰腺，并发胆道蛔虫，除非是把它杀死，生命危害严重。

此病儿多，通常所见，咬牙与腹痛。驱蛔合剂[1]，驱蛔[2]，灭虫[3]，分别给吞送。使君子仁[4]，或山道年[5]，较量其副作用。应知道，防重于治，唤醒民众。

【注释】

①驱蛔合剂：经验方。苦楝根第二层皮60g，百部15g，贯仲30g，槟榔15g。10岁以上小儿及成人服1剂，水煎一次服。5～10岁小儿药量减半。

②驱蛔：即驱蛔灵（枸橼酸呱哔嗪）。小儿按体重每日0.1～0.2g，最大量不超过3g，成人量每日3～4g，睡前服，连服两晚，不必服泻剂。

③灭虫：即灭虫宁。小儿按体重每日 0.1g/kg，最大量不超过 2.4g，成人量每日 3g，睡前服，连服两晚。

④使君子仁：单味中药。小儿每岁 1 粒，成人 15～20 粒，睡前服，连服 3 晚。有呃逆反应可针刺内关，或用柿蒂 5 只，生姜 2 片，水煎服。

⑤山道年：西药。小儿每日每岁 0.01g，最大量不超过 0.06g，成人量每日 0.06g，与等量甘汞同服，每晚 1 次，连服 3 晚，第四天如无大便排出，可服硫酸镁。小儿每岁 1g，成人 20g，一次服完。山道年的副作用较多，腹痛时不能应用，以免诱发并发症。

【按语】驱蛔灵、灭虫宁、山道年等西药现已停用，代以新药如左旋咪唑、肠虫清等。驱蛔虫当今已很少用中草药，因为中草药剂量不易掌握，毒性也比较大。本文所涉及的内容，为 19 世纪 70 年代的应用情况，可作参考。凡大便检查有虫症，最好用西药治疗。

蛲虫病（一剪梅）

蛲虫病肛痒喜搔，感染较高，损及儿曹，防重于治记取牢。方法简要，不再条条。

局部疗法用药膏①，驱蛔②有苗，约十余朝，灌肠杀虫③立新标。时在中宵，数遍可消。

【注释】

①药膏：即蛲虫药膏，成药。内含百部浸膏30%，龙胆紫0.2%。同时把塑料管套在药膏管上，然后放入肛门内，挤出少许药膏，连用数天。

②驱蛔：即驱蛔灵，成人1g，每日2次，儿童按体重每日50mg/kg，睡前一次服，连服7～10天，以后每周用药2天，4周为一疗程。或按上剂量连服1周，停1周后，再服1周。

③灌肠杀虫：即肠内灌注药物，内外兼治。主要作用为物理性洗涤及杀虫，通常药物用驱蛔合剂，内含百部30g，苦楝树根皮15g，乌梅10g，浓煎成20mL。用法：2岁以下每次用半量，2岁以上用全量，每晚8～10时用上药，保留灌肠，连续3～6晚，每晚检查肛门，至不再发现成虫爬出时停用。

【按语】蛲虫病是蛲虫寄生于人体结肠所致的寄生虫病。传染源为患者，以儿童为主，患儿以手指搔痒肛门处，指甲缝内沾污虫卵，在进食时进入消化道而引起感染。

在治疗上，当今常用扑蛲灵，其用法按体重5～7.5mg/kg，1次口服，7日后再服1次，必要时2周后再复治1次。若大便呈红色，不必惊慌。

甲苯咪唑，疗效高，副作用小，儿童剂量按体重4～6mg/kg顿服。成人200mg顿服，或100mg，每日2次，连服3日。丙硫咪唑，400mg顿服，必要时两周后再服1次。噻乙吡啶，按体重15mg/kg，半空腹顿服。对此病的预防宣传很重要，尤其是儿童，做到饭前便后要洗手，不吸吮手指，勤换内裤，并做到消毒灭卵。

钩虫病（东风第一枝）

钩虫病因，粪便感染，手足等处奇痒，病变一言难尽，异食出现怪象。宣教尽扬，搞协作，舟行通畅。防重于治切莫外，矾①油②涂上却肮脏。

四氯乙烯③，莫道无恙。灭虫宁④，不够理想，如果相互运用，对症疗效可赏。中药贯棣⑤，南瓜子⑥，榧子槟榔⑦。处理预后贫血时，铁剂⑧使用为止。

【注释】

①矾：即双矾液。白矾 500g，青矾 125g，加水 2kg。

②油：即松香油。植物油一斤（茶油、豆油、菜油均可），松香半斤，加热溶解。除上述防护剂外，临时涂上油类（桐油、煤油或菜油），对隔绝钩幼的侵袭亦有一定作用。

③四氯乙烯：成人 3mL，儿童每岁 0.2mL，连服二晚，幼儿可用糖水送服，服完后第二天仍无大便者，可服一剂硫酸镁，成人量 20g，小儿每岁每次 1g。四氯乙烯对美洲钩虫效好，对十二指肠钩虫亦有效，凡年老体弱、严重贫血、孕妇及有心脏、肝脏和肾脏等疾患者不宜使用，但可先用小剂量灭虫宁治疗，待身体情况改善，或分娩后再用本药治疗。本药主要副作用有头晕头痛、恶心呕吐，个别有精神兴奋或失常症状。轻度反应者可休息片刻，同时进食甜茶或萝卜水一碗，重度反应者需专人护理，注

意保暖，必要时静脉注射 50% 葡萄糖液 40~60mL，及时对症处理。目前此药已经少用，或不用。

④灭虫宁：成人 2.4g，早晨空腹或晚睡前服，儿童每岁 0.2~0.3g，10 岁以上服成人量，连服 2 日。对于年老体弱或伴有严重钩虫感染的孕妇可用小剂量灭虫宁驱虫，每次 0.9g，每日 3 次，每周服药 1 天，连用 2 周，待情况许可后再用上述剂量驱虫。本药对十二指肠钩虫疗效较好，美洲钩虫亦有效，并可同时驱蛔虫、鞭虫和蛲虫。主要副作用有疲乏、头晕、腹部不适、恶心及呕吐等，多于 2~3 小时内自行消失。目前已不采用或很少应用。

⑤贯楝：即贯仲苦楝汤。贯仲 90g，苦楝根二层皮 15g，山紫苏 15g，土荆芥 15g。水三碗煎取大半碗，一次服。孕妇忌服。

⑥南瓜子：南瓜子仁 125g。每次嚼食 60g，一日服完。

⑦榧子槟榔：即榧槟汤。榧子、槟榔、红藤各 30g，贯仲 15g，浓煎，每次随药吃生蒜 2~3 瓣，每日早晚饭前各服 1 次，共服 2 天。儿童量减半，孕妇忌服。

⑧铁剂：常用硫酸亚铁，0.3~0.6g，每日 3 次，或用 10% 枸橼酸铁铵 10mL，每日 3 次，儿童量减半，婴儿按体重每日 2mL/kg 计算，分 3~4 次内服。服铁剂时不要饮茶，为减少铁剂对胃肠的刺激作用，应饭后服，并可同时服 10% 胃蛋白酶合剂 10mL，或稀盐酸 0.5mL（温开水稀释成 10mL）及维生素 C 0.1g，每日 3 次，以增加铁剂的吸收。

【按语】钩虫病当今即使在农村里也少见，其治疗方法主要是西药治疗，中医药治疗效果不可靠。本条主要从中医药治疗的角度作一介绍而已。钩虫病是由钩虫寄生于小肠上段所致的疾病。主要病变为贫血及以空肠为主的小肠局灶性炎症和小出血点。驱虫治疗，用双羟萘酸噻嘧啶（抗虫灵），成人每次 500mg，儿童按体重 10mg/kg，1 次/日，睡前顿服，连服 3 日。或丙硫咪唑、甲苯咪唑等。

一般对症治疗，钩蚴性皮炎用左旋咪唑肤剂或 15% 噻苯咪唑软膏涂抹，每日 2～3 次。纠正贫血，用铁剂、维生素 B_{12}、维生素 C、叶酸等，进高蛋白质食物。在治疗的同时要积极预防，加强粪便管理和个人防护。流行地区不宜赤手赤足操作，冬季进行普查普治。

丝虫病（过秦楼）

丝虫病，由蚊子传播，特征在淋巴管，与淋巴结，两者炎症，前者流水难逭，若形成橡皮腿，阴囊肿大，碍难消散。发现乳糜尿，少食脂肪，利尿莫缓。

海群生[1]，防副作用；中草药方，随时随地可选。古方鸡鸣[2]，原治脚气，橡皮腿龙急片[3]，外治烘绑疗法[4]，皮肤改善，总之此病，需灭蚊宣传，必须大力研究。

【注释】

①海群生：常见的副作用有头晕、头痛、发热、恶心、呕吐、腹痛、全身不适、皮疹、精索及淋巴管和淋巴结肿痛，个别

勉斋医诀与医话

患者可出现支气管痉挛，或急性咽喉水肿等。

②鸡鸣：即鸡鸣散。槟榔、陈皮、木瓜、吴茱萸、苏叶、桔梗、生姜。

③龙急片：出《农村常见病防治手册》。龙衣、蜈蚣、急性子、苍术等。每晚食前服一次，每次 8～10 片，连服 8～10 天，对组织消肿有一定疗效。

④烘绑疗法：出《农村常见病防治手册》。适用于下肢橡皮腿治疗。或砖块或土坯，建造一缸形烘炉，先加热使炉内温度升至约 60℃～80℃，以患者能忍受为度，然后把患腿伸入炉内，每次烘 20～30 分钟。烘后用布绷带由下而上把患腿均匀绷扎，隔日烘绑一次，12 次为一疗程。治疗过程中要注意防止灼伤和因出汗过多而发生晕厥。

【按语】丝虫病的治疗，过去多见于农村，现今已经很少见，我们目的是认识这种疾病，在治疗上主要是明确诊断，而明确诊断必须要进行实验室检查。一般用中西医药来诊治，中医药可单独或配合治疗。

丝虫病是由丝虫成虫寄生于人体淋巴系统内引起的一种寄生虫病，通过蚊子传播，临床上分急性期与慢性期。急性期以湿热流火和睾丸肿痛为主，西医称为淋巴结炎、淋巴结管炎、丹毒样皮、炎精索、附睾炎、睾丸炎等；慢性期以膏淋、水疝和大脚风为主，西医称为鞘膜积液、乳糜尿、象皮肿。治疗上以海群生为首选药，0.6g/日，分 2～3 次，连服 7 日为常用方法。

绦虫病（凤凰台上忆吹箫）

绦虫形成，寄生小肠，全身扁长如绦。此病不多见，认识提高。但有不解事者，戳穿了，饮食老饕。新来瘦，执果溯因，樊哙自豪。

烧煮，猪肉牛肉，烧好不烧好，耐心毋躁。阿的平槟榔[1]，灌肠超效。唯有槟榔煎剂[2]，猪绦好，区别记牢。南瓜子[3]，继续研究，有待今朝。

【注释】

①阿的平槟榔：出《农村常用药物手册》。阿的平 0.8g，槟榔煎剂（用槟榔 70～100g 加水三碗，煎成一碗），于早上空腹时间用十二指肠导管注入十二指肠内，两小时后，有便意时，可坐于 37℃ 温水坐盆内排便，使整条绦虫排出。此时切勿用力拉虫，以防拉断头节。疗效可达 100%。

②槟榔煎剂：同上。槟榔 60～80g，加水三碗，煎成一碗，一次服。服后 3～4 小时，可在温水中坐盆排虫（方法同上）。本方治疗猪肉绦虫病效果较好，牛肉绦虫病效果较差。

③南瓜子：服用法见"血吸虫病"。

【按语】 绦虫病是猪肉或牛肉绦虫的成虫寄生于人体小肠引起的疾病，人进食含有囊尾蚴的猪肉或牛肉即会受到感染。囊虫病则是经口摄入猪绦虫的虫卵，在人体各部位发育成为囊尾蚴，最后成为人体寄生虫。人是唯一的传染源。一般除临床症状外，通过实验室检查，粪便涂片可找到虫卵。肉眼可见粪便中白色带状成虫节片。

一般治疗：吡喹酮，成人每次 15～30mg/kg，儿童 15mg/kg 顿服，对两种绦虫均有效。

灭绦灵（氯硝柳胺），成人空腹服 1g，1 小时后再服 1g，2 小时后服 50% 硫酸镁 50mL 导泻。儿童剂量酌减。南瓜子、槟榔联合疗法：成人先服南瓜子粉 80g，2 小时后加服槟榔煎剂（槟榔 80g，置于 500mL 水中煎 1 小时，浓缩至 200mL），半小时后再服 50% 硫酸镁 50mL，效果很好。

姜片虫（风入松）

生食荸荠生藕菱，清洗当心，病从口入不空虚，这良言，堪作规箴。姜片虫的囊蚴，原来如此入侵。

腹痛慢性腹泻临，儿病多深沉，成人槟榔[①]用大量，一二两，不必呻吟。其呋喃[②]四氯[③]，后者用须认真。

【注释】

①槟榔：成人 30～60g，小儿剂量为 15～30g，水煎，早晨空腹服，不需另用泻药。服后个别患者可有恶心、呕吐或腹痛。

②呋喃：即呋喃丙胺，成人 0.5g，每日 4 次，连服两天。儿童按体重每日 40～60mg/kg，分 3～4 次服，连服两天。

③四氯：即四氯乙烯，成人 3mL，儿童剂量 0.2mL/岁，早晨空腹一次服。服后两小时服硫酸镁一剂，成人 20mL，儿童剂量

1g/岁。如一次驱虫未愈，隔一星期后可依法再治一次。四氯乙烯的副作用及注意事项，可参阅钩虫章。

【按语】 因四氯乙烯毒性大，现已不用。对姜片虫的治疗，首选吡喹酮，用 10mg1 次顿服，或分上下午 2 次分服，治愈率可达 100%。治疗前若有贫血等营养不良的要及时纠正，补充营养。此病防重于治，尤其水乡地区，有吃生食习惯的地方，对生食之物一定要洗净、消毒，注意卫生，如生荸荠、生菱角、鲜藕等，最好不吃生的，煮熟煮透后再吃。

霉菌性阴道炎、滴虫性阴道炎、宫颈糜烂（夜半乐）

妇女阴道疾患，难言之隐，痛苦感异常。温阴中坐药，《金匮》蛇床①。外洗止痒，蛇矾②花椒，更闻疗效相呼，称撮痒汤③。究其实，狼牙配伍藏。

滴霉性阴道炎，霉滴净丸④，首推雄黄。滴虫性，滴白⑤苦参⑥相将。敌百虫剂⑦，分水与栓，治疗效果满意，即在男郎，生殖器使用也无妨。

洗霉菌性，外阴阴道，桉叶⑧气香。蒲胎散⑨，宫颈糜烂方。炉硼散⑩，儿茶合剂⑪装胶囊。红粉膏⑫，凡士林适量。发扬迈进了康庄。

【注释】

①蛇床：即蛇床子散（《金匮要略》），蛇床子一味末之，以白粉（即轻粉）和合相得，如枣大，绵裹纳之。

②蛇矾：经验方。蛇床子、明矾、花椒等各量，煎汤外洗。

③搔痒汤：出《疡医大全》。苦参、鹤虱、威灵仙、当归、狼牙、蛇床子等量，作洗剂。

④霉滴净丸：经验方。飞雄黄10g，元明粉4.5g，樟脑1.5g，蛇床子12g，飞青黛4g，冰片2g，老鹳草12g，飞月石4g。上药八味，各取净细粉充分拌匀，分入0号胶囊，每粒重约0.52～0.58g。每晚局部洗后，塞入阴道内1粒，12天为一疗程。有效率97.98%，对宫颈糜烂也有一定疗效。

⑤滴白：即滴白丸（经验方）。陈蒜头6g，山苦参10g，蛇床子10g，白糖3g。大蒜头去皮膜，切片晒干，微火烘脆，研细末，密封贮存。山苦参洗净、去皮、切片、烘干、研细末。蛇床子微火烘干，研细末。然后将三种粉末和匀、高压清毒后装入0号胶囊，每粒重约0.3g。每晚坐浴后，塞入阴道内一粒，10～15天为一疗程。一个疗程，滴虫转阴率为69.6%，两个疗程，滴虫转阴率为91.1%。

⑥苦参：即苦参丸（经验方）。土苦参500g，蛇床子750g，甘草粉270g。土苦参趁鲜洗净、刮皮、切片、晒后焙干、研细末，然后将三种粉末和匀，高压消毒后装入0号胶囊，每粒重约0.3g。每晚坐浴后塞入阴道内一粒，10～15天为一疗程。一个疗程，滴虫转阴率为69.6%，两个疗程，滴虫转阴率为91.1%。

⑦敌百虫剂：水剂：1：2000的敌百虫溶液或敌百虫生理盐水溶液；栓剂：明胶甘油栓剂，每粒内含敌百虫20mg。取浸过敌百虫水剂棉球一个，塞于阴道后穹窿，每天更换一次，直到化验

滴虫转阴，自觉症状消失为止，或用栓剂每天睡前塞入阴道内一粒。效果满意，平均 3～5 天治愈。栓剂疗程比水剂长。男子生殖器也可用 1：5000 水溶液冲洗，减少复发和感染。被服可用 1：1000 水溶液浸泡洗涤。

⑧桉叶：验方。有 0.5% 桉液、1% 桉油栓剂、1% 桉油软膏三种。先用桉液棉球洗涤阴道内白带，再塞有线桉液棉球，12 小时后自行拉出，每日一次，6 天为一疗程。外阴有湿疹或搔痒，带回桉油软膏自搽。每晚用桉液洗外阴及阴道，再塞桉油栓剂，每天一粒，7 天为一疗程。外部有湿疹或搔痒可搽桉油软膏。治愈率为 95.6%

⑨蒲胎散：验方。蒲公英、胎盘粉按 1：2 的比例，用鲜蒲公英洗净、烤干、研粉，干胎盘一只研粉，按比例混和，装入橡皮喷球内备用。橡皮喷头装上冲洗头，把药物均匀喷在糜烂面上即可。一般上药 3～4 次后即有明显效果。

⑩炉硼散：常用方。炉甘石、硼砂等份。两药分别研细、和匀，高压消毒后加入冰片少许。将药粉撒在或喷在宫颈糜烂面上，每日一次，7～10 天为一疗程。可用少许明矾，外阴搔痒有一定效果。

⑪儿茶合剂：常用方。制儿茶 500g，煅蛤粉 500g，冰片 20g，轻粉 20g，或制儿茶 500g，诃子 100g，冰片 30g。将儿茶烘碎，研成细末，上药和匀，装入 0 号胶囊。每晚坐浴后塞入阴道内一粒，7 天为一疗程。平均治愈率为 87.1%。

注意事项：上述两种方剂可选择一种，但后者在阴道分泌物少的情况下不会熔化。儿茶随阴道分泌物流出，沾污衣裤，不易洗去，故用药期间最好使用月经带。

⑫红粉膏：经验方。红粉30g，朱砂90g，凡士林适量。将红粉、朱砂研极细末，加凡士林配成5%的药膏备用。用棉球沾红膏粉，涂抹宫颈处，隔日一次。

（以上录自《科技简报·医药卫生》1972年第4期）

【按语】霉菌性阴道炎约80%～90%是白色念珠菌感染所致，10%～20%为其他的念珠菌所感染。实验室检查发现白色念珠菌的芽孢或菌丝即可确诊。治疗上主要是局部治疗，用2%～3%的小苏打液或1∶1000新洁乐灭冲洗外阴及阴道或坐浴，拭干后，用制霉菌素栓25万单位或达克宁栓0.2g上于阴道深部，1次/日，7～10日为1疗程。

滴虫性阴道炎为阴道毛滴虫引起的常见的阴道炎。实验室检查从阴道后穹窿取白带，找到滴虫即可确诊。治疗上，口服灭滴灵0.2g/次，3次/日，7～10日为1疗程。或口服替硝唑片2g，饭后顿服，只需1次。早期妊娠妇女忌用。

宫颈糜烂为生育年龄妇女常见的疾病，它是慢性宫颈炎的一种表现。宫颈糜烂分为三度：轻者，糜烂面小于整个宫颈面积1/3；中度，糜烂面积占1/3～2/3；重度，糜烂面积占2/3以上。一般药物治疗适合于糜烂面小和炎症浸润较浅，常用10%～20%的硝酸银，每周1次，2～4次为1疗程；或重铬酸钾溶液，于月经后上药1次，必要时1～2月后复查1次。因此二种药物腐蚀性强，上药时应注意保护阴道黏膜。其他还有物理疗法，即高频电熨、冷冻疗法、激光治疗等均可采用。

呼吸系统疾病

大叶性肺炎（南蒲）

大叶性肺炎，从古来，文献很少记载，有清朝年代，陈平伯，说法符合相对。冬春季节，咳嗽胸痛病侵肺，高热持续，血丝铁锈痰，甚则昏迷。

追思旧日治疗，用川贝羚羊，价钱昂贵，辨治三期[①]中，中草药，随时随地可采。解除疾病，保证健康无所畏。特别认识，鱼腥白茅根，更觉可贵。

【注释】

①辨治三期：初期，高热不退、咳喘口渴、神志尚清，麻黄6g，杏仁10g，生石膏（先煎）30g，生甘草5g。水煎服，连服2~3日。中期，咳嗽，咯血痰或铁锈色痰，白茅根15g，鱼腥草15g，金银花15g，连翘10g，水煎服，连服2~3日。后期，发热口渴、咯痰浓浊，鱼腥草15g，生石膏30g，水煎服。

（以上录自《药物治疗手册》）

肺脓疡（思越人）

肺脓疡，看古方，苇茎[①]葶苈[②]煎剂。一连相传多少

勉斋医诀与医话

年，效果不是无据。

蕺菜③一两泡成汤，远胜自诩囊。地面匍匐皆宝藏，花穗顶生淡黄。

【注释】

①苇茎：即苇茎汤（《千金方》），苇茎、薏苡仁、瓜瓣、桃仁。

②葶苈：即葶苈大枣泻肺汤（《金匮要略》），葶苈、大枣。

③蕺菜：经验方。即鱼腥草，全草有鱼腥气味，故名。喜生于塘边、沟边潮湿处。治肺痈疡一次 30~60g 煎服。

【按语】肺脓疡古称肺痈，西医治疗，急者用大剂量青霉素120 万~240 万单位，每日 3~4 次肌注，病情严重者采用青霉素静滴，每日 1000 万单位。配合中医药辨证论治效果更好。

支气管扩张（桂枝香）

气管扩张，反复吐血，或化脓性感染，考虑手术。树立信心作斗争，内服药，更好罗列：百合①白及，蛤粉百部，润肺止咳。

忆往昔痰饮学说，知症不知病，有如阔别。验方清肺化痰②，咯血关切，温药和之莫直率。止血药③，预备勿缺。咳剧难忍，如闹羊花④，烧烟可吸。

【注释】

①百合：经验方。百合 60g，白及 125g，蛤粉 60g，百部

30g，治支气管扩张或肺结核，均可用。

②清肺化痰：验方，天冬、芦根、冬瓜仁、橘红、半夏、金沸草、白茅根、生蛤壳、白薇。

③止血药：止血片（经验方），煅花蕊石90g，血余炭90g，人中白30g，蒲黄炭60g，治一切血症，不论咯血、吐血、衄血、便血。止血粉：经验方。川百合30g，白及粉30g，百部30g，海蛤粉18g，参三七粉10g，川贝粉10g，上药分别研极细末，混合研匀，分作24包，每服1包，日服3次。

④闹羊花：福建中医进修学校编《中医验方》。闹羊花一朵，烧烟，由鼻孔吸入，立止喘息。或将花剪碎。以每朵的1/4，或1/2，同红烟丝卷烟，吸入，亦有效。闹羊花为杜鹃花科植物羊踯躅的干燥花，为落叶灌木。茎高2米许，叶互生，长倒卵形至披针形。春日开放新叶，同时开花，性温味辛，有大毒。用闹羊花和烟吸，可缓解支气管扩张患者咳嗽。

【按语】支气管扩张症是由于支气管和肺组织慢性化脓性感染，破坏细支气管壁，同时因支气管充血水肿致使支气管引流不畅而招致肺部感染；支气管周围组织感染修复后纤维化，牵拉支气管壁，因而发生支气管变形扩张。临床上分干性和湿性支气管扩张症，儿童百日咳或麻疹并发肺部感染常是导致支气管扩张的主要原因。

治疗上主要是预防为主，预防麻疹、百日咳和肺结核。成人要戒烟；预防急性感染，使痰易咳出；控制感染常用青霉素、链霉素；如反复大咯血，除用止血药外，还可以考虑手术治疗。

支气管哮喘（浪淘沙）

支气管哮喘，寒热分看，射①小②苏③华④推中坚。加减出入在考研，紫金⑤亦然。麻石⑥定喘⑦联，偏热效专，别有滋阴润喘丸⑧，六味温化痰饮蠲，肺肾安全。

【注释】

①射：即射干麻黄汤。

②小：即小青龙汤（《伤寒论》），麻黄、白芍、桂枝、细辛、干姜、甘草、五味、半夏。

③苏：即苏子降气汤（《太平惠民和剂局方》），苏子、橘红、半夏、当归、前胡、厚朴、炙草，加生姜煎。

④华：即华盖散（《太平惠民和剂局方》），麻黄、紫苏、杏仁、桑白皮、茯苓、橘红、甘草。

⑤紫金：即紫金丹，今名寒喘丸，《全生集》称冷哮丸，砒石3g，豆豉30g，研细末，用饭10g研烂入药末为丸，如莱菔子大，每粒重约一厘。成人每次1粒（即一厘），一日3次，连服7日，不见丝毫效果，可停止服用。此方为中成药，药房有售，不宜自制。其中砒石有大毒！

⑥麻石：即麻杏石甘汤。

⑦定喘：即定喘汤（《证治准绳》），白果、麻黄、冬花、桑白皮、法半夏、苏子、杏仁、黄芩、甘草。

以上随证可加用三子养亲、射干、大力子、冬瓜子、茯苓、象贝、枳壳。痰浊上壅，端坐不得眠者，佐皂荚、旋覆花；胁痛者佐白芥子；舌苔厚腻，中满湿盛者，可加厚朴、枳实、茅术；气逆不止，需要重镇者，可加煅鹅管石（即钟乳石）。痰壅不松者，佐皂荚子、莱菔子；胸闷不舒、便秘者，佐全瓜蒌（瓜蒌陈腐发油者不用）、枳实；渴饮者佐花粉、鲜芦根。

⑧滋阴润喘丸：经验方。熟地、山药、黄肉、甘草、白果、泽泻、丹皮、茯苓、附子、麻黄。

【按语】支气管哮喘是由于抗原性和非抗原性因素刺激所引起的一种表现为气道反应性增高的慢性变态反应性炎症性疾病。根据激发因素的来源，临床上分为外源性和内源性支气管哮喘。在防治上，目前抗哮喘药主要是二类：一是支气管扩张剂，二是非特异性炎症抑制剂。药物品种很多，如氨茶碱、博利康尼、氯喘、曲安缩松、肾上腺素、地塞米松等。预防和消除诱发因素很重要，中医的扶正固本也要紧。如增强体质、避免过劳和情绪的剧烈变化，并保持环境的清新，提高空气质量等。

慢性气管炎（木兰花慢）

慢性气管炎，喉头痒，是特点。咳嗽又气逆，患病重者，端坐难眠，风寒痰湿积滞，三拗汤①，三子②与六安③，挟热清气化痰④，甚则越婢⑤礞⑥连⑦。

干性咳嗽牵延，润肺燥，如甘泉。沙参、天冬、生地黄、百合，服下安然。更有收敛止咳，得效方，敛如百药煎[8]。清肃旋赭蛤壳，枇杷、紫菀、白前。

【注释】

①三拗汤：出《太平惠民和剂局方》。麻黄、杏仁、甘草。

②三子：即三子养亲汤（《韩氏医通》）。苏子、白芥子、莱菔子。

③六安：即六安煎（《景岳全书》）。姜半夏、茯苓、陈皮、甘草、杏仁、白芥子，加生姜3～7片。

④清气化痰：即清气化痰丸（《医方考》）。杏仁、黄芩、瓜蒌、陈皮、姜半夏、茯苓、竹茹、枳壳、胆南星。

⑤越婢：即越婢汤（《伤寒论》）。麻黄、桂枝、石膏、白芍。

⑥礞：即礞石滚痰丸（《景岳全书·古方八阵》）。礞石、大黄、黄芩、沉香。

⑦连：即黄连化痰丸（《沈氏尊生书》）。黄连、梨汁、藕汁、莱菔汁、生薄荷汁各部分，加砂糖文火熬膏。

⑧百药煎：成药。五倍子，煎服。

【按语】慢性支气管炎是指气管、支气管及周围组织有慢性非特异性炎症。临床上常见的有单纯性慢性支气管炎和喘息性慢性支气管炎，后者易发展成阻塞性肺气肿和肺心病。在治疗上急性发作应积极控制感染，一般首选青霉素和链霉素联合治疗，也可用头孢类抗生素。同时，选用止咳化痰药，如复方甘草合剂。

矽肺（望海潮）

矽肺硅肺，异名同病；吸入异常灰尘，石英花岗，石棉滑石，均是罹致原因。矿工职业病，预防不够好，难免发生，对这认识，卫生人员莫因循。

　文献虽难问津，立治疗法则，胀除肺清^①，散结消痰^②，养肺软坚^③，使纤维化减轻。气急咳嗽^④，与肺虚咳嗽^⑤，勿再并并，另有白及^⑥一味吗，作用待证明。

【注释】

①胀除肺清：即养肺除胀汤（《上海常用中草药》）。鲜萝卜、鲜白茅根各125g，洗净捣烂绞汁内服。

②散结消痰：即散结消痰汤（《上海常用中草药》）。夏枯草15g，海蛤壳30g，打碎，水煎服。

③养肺软坚：即养肺软坚汤（《上海常用中草药》）。海藻、海带各10g，黄芪、当归各12g，郁金、百部各6g，山慈菇2g，煎服（以上各药都可长期服用）。

④气急咳嗽：即气急咳嗽痰多方（《上海常用中草药》）。紫菀、五味子、金沸草、佛耳草、天冬、南沙参、柿霜饼各10g，桑白皮12g，桔梗6g，甘草3g，水煎服。

⑤肺虚咳嗽：即肺虚咳嗽汤（《上海常用中草药》）。元参、南沙参、玉竹、百合、麦冬、黄精、黄芪、白及、枇杷叶、全瓜蒌各10g，桔梗3g，煎服。

⑥白及：出《上海常用中草药》。白及研粉，每天15g，酌加白糖，分2~3次，米汤或开水冲服，3个月为1个疗程，作用未详。

上海某医院治疗尘肺的经验，以 3 个月左右为 1 个疗程，每疗程划分为 3 个阶段。第一阶段，增加免疫，提高吞噬细胞活动能力，同时疏通脉管，软坚散结，用中草药 1 号方：地黄 30g，生薏苡仁 45g，白及 15g，防风 12g，蝉蜕 18g，荆芥 6g，甘草 10g，浓缩成 30mL，每次 10mL，每日 3 次。第二阶段，疏通脉管，软坚散结，中草药 2 号方：木贼 60g，夏枯草 60g，百部 24g，僵蚕 15g，丹参 15g，郁金 12g，海风藤 10g，当归尾 15g，浓缩成 30mL，每次 10mL，每日 3 次。第三阶段，溶矽排矽，中草药 3 号方：焦术 10g，川椒 10g，桃仁 10g，红花 10g，当归 15g，川芎 10g，金钱草 12g，泽泻 12g，冬葵子 12g，制南星 10g，何首乌 20g，乳香 6g，没药 6g，制成片剂 24 粒，每次 8~10 粒，每日 3 次；或中药四号方：大叶金钱草 30g，米薏苡仁根 45g，抱石莲 30g，山海螺 30g，制成冲剂服用，每次一袋，1 日 3 次。

【按语】矽肺是因长期吸入含有游离二氧化矽的粉尘所引起的职业病，主要表现为肺内广泛结节性纤维化。起病缓慢，早期多无明显症状，进一步发展会出现呼吸困难及全身衰竭，甚至心力衰竭或大咯血而死亡。

本病防重于治，一般主张中西医结合，阻止和延缓病变进展，改善患者体质，保护其呼吸功能。西药克矽平、抗矽 14 号（磷酸喹哌），及从中药中提取出来的汉防己甲素对早期矽肺有很好的防治效果。

心血管系统疾病

慢性肺源性心脏病（喜迁莺）

喘咳支扩，常引起肺源性心脏病。重型患者，明显发绀，烦躁神志不清，出现呼吸困难。急感时更易并，喘加剧，与心力衰弱，咯痰脓性。

快进穿心莲[1]，中草药针剂，青链霉素[2]行。本病看法，论列痰饮，实在勉强加镜，这是格格不入，实践证明难信。抗菌素，加解痉药物，切莫松劲。

【注释】

①穿心莲：即穿心莲片，中草药制剂。

②青链霉素：即青霉素和链霉素。

【按语】西医认为，肺心病是支气管－肺或肺动脉及其分支的病变所致的肺循环阻力增加、肺动脉高压，右心负荷过重，导致右心室肥厚、扩大，终致右心衰竭的心脏病。临床上分急性和慢性两类，以慢性为多见，多由慢性支气管炎、支气管哮喘、肺和胸廓疾病逐渐引起。肺心病中医辨证多为水邪凌心，临床上可用真武汤、苓桂术甘汤等加减。本文论治，中医辨证比较简略，因为此病发作多为急性重症，中医药治疗较为困难。

在西医治疗方法上，一积极控制感染，常用青链霉素为主；

勉斋医诀与医话

二吸入氧气；三保持呼吸道畅通，改善肺功能，用药如支气管扩张剂氨茶碱，呼吸兴奋剂可拉明；四改善心功能，使用血管扩张剂如硝酸甘油制剂，利尿药如双氢克尿噻，强心剂如洋地黄类，但要慎用，以防中毒；五抗凝疗法，如阿斯匹林。

风湿性心脏病（荔枝香近）

风湿性心脏病，最重要，为心脏类，有此特征，心率快如奔马，病多儿童年少，气滞血瘀，破瘀通窍①。

脉细弱或结代，炙甘草②，参附③黑锡④，一贯来，固脱效。老茶树根⑤，荭草⑥一两各煎熬。求得安全治好。

【注释】

①破瘀通窍：经验方。防己、地黄、桃仁、红花、葶苈子、车前、木通、麦芽、山棱、莪术、龙齿、磁石、牡蛎、猪苓、泽泻、赤苓、桂枝、焦山栀。

②炙甘草：即炙甘草汤（《伤寒论》）。甘草、生姜、人参、生地黄、桂枝、阿胶、麦冬、麻仁、大枣。

③参附：即参附汤（《世医得效方》）。人参、附子，治阴阳气血暴脱，上气喘急、自汗、手足厥逆、大便自利、呃逆不食、饮沸汤不知热者。

④黑锡：即黑锡丹（《太平惠民和剂局方》）。黑铅（溶去渣）、硫黄各二两，沉香、炮附子、胡芦巴（酒浸炒）、阳起石

（煅研细水沸）、补骨脂、舶上茴香（炒）、肉豆蔻（面裹煨）、金铃子（酒蒸去皮核）、木香各30g，肉桂15g。

制法：将黑锡入铁铫内熔化，入硫黄如常法制，结成砂子，摊地上出火毒，研令极细，余药研细末和匀，自朝至暮，研至光黑色为度，酒麦糊丸，如梧桐子大，阴干，藏铅罐内，擦令光莹。每服四五十丸，空腹时淡盐汤或姜汤送下，急症可投百丸，功能升降阴阳，坠痰定喘，治下元亏惫、上盛下虚等证。

⑤老茶树根：出《中医学新编》。老茶树根以越老越好，30～60g，糯米酒适量。将根洗净，切成薄片，加适量糯米酒及水，文火煎熬，每晚睡前顿服。治风湿性心脏病、高血压性心脏病、肺源性心脏病。一般服药3～7天，症状开始改善，可连续服用1～2月。

⑥荭草：出《浙江民间常用中草药》。此药全草治风湿性心脏病，经治数人，疗效很好。用量15～30g。《浙江民间常用中草药》记载其功效和主治：祛风止痛，抗菌消炎，健胃。治风湿性关节炎，根30～60g，或叶30～60g，水煎服，分两三次，一天服完。

【按语】西医认为，风湿性心脏病系风湿热侵犯心脏，表现为瓣膜口狭窄或关闭不全，受损瓣膜以二尖瓣最常见。在慢性瓣膜病的基础上，还可以有活动性风湿热的反复发作。早期一般无症状，随着时间的推移可有心脏增大、心律失常，逐步发展到心力衰竭。

治疗方法上，一避免过度劳累、紧张、感染；二防治咽喉部

勉斋医诀与医话

链球菌感染与风湿活动复发；三抗风湿治疗，预防和治疗并发症；四预防和治疗心力衰竭等，也可以进行心脏外科手术。

冠状动脉硬化性心脏病（逍遥乐）

冠状动脉硬化，血行障碍，粥样物难消破。与高血压，同出现，在疾病中称霸。不论深夜。突然间，喊心绞痛，何来是假，古称真心痛，危险可怕。

心肌梗塞势难下，如瓜蒌薤白半夏[①]。温通又化瘀，失笑散[②]，宜并驾。或回阳救逆，附子理中加佐[③]。宁盼丽日当空，大地春和。

【注释】

①瓜蒌薤白半夏：即瓜蒌薤白半夏汤加减方（古方化裁）。桂枝、薤白、半夏、丹参、沉香、当归、白芍、甘草。水煎服。

②失笑散：经验方。蒲黄、五灵脂、三七、延胡索、桂枝。共为细末，每次3g，随汤药调服，一日二次。

③附子理中加佐：即附子理中汤加味方（古方化裁）。熟地15g，干姜10g，甘草30g，党参30g，当归12g，肉桂3g，白芍10g，水煎服。

【按语】冠状动脉硬化性心脏病是由于冠状动脉粥样硬化后，管腔狭窄或阻塞，导致心肌缺血、缺氧引起的心脏病，简称冠心病。多发生在40岁以上的男性，其发病的重要因素是脂质代谢失调和动脉壁的损伤。易患因素包括高血压、高血脂、高血糖、吸烟、肥胖、紧张的脑力劳动、情绪剧变和遗传因素。

　　治疗时若心绞痛要立即休息，严重者要吸氧，舌下含服硝酸甘油，或硝酸甘油喷雾剂喷 2～3 下。若频繁发作，可以硝酸甘油缓慢静脉滴注。缓解期宜避免各种诱发因素，用丹参类、保心丸之类长期服用。心肌梗塞应就地紧急处理，送医院救治，争取时间，分秒必争。

高血压（摸鱼儿）

　　高血压，分型异治。罗列方药如次：龙胆泻肝①延寿丹②、麻③羚④钩藤相峙。青葙子，臭梧桐，野菊花防己黄芪⑤；地龙，槐米，茺蔚寄生；黄芩，木香，决明子，牡蛎。

　　豨莶丸⑥酒蒸古法炮制。导源来自张氏。妇女更年经紊乱，二仙⑦温肾堪施。君不见，贫血型，宜温宜补各自拟。肾炎单治，高血压无足轻重，首要预防，勿过紧张始。

【注释】

①龙胆泻肝：即龙胆泻肝汤，方见"慢性肝炎"。

②延寿丹：又称强身丸，经验方。制何首乌、牛膝、菟丝子、女贞子、豨莶草、桑叶、金银花、杜仲、旱莲草、黑芝麻、桑椹子。

③麻：即天麻钩藤汤（《杂病证治新义》）。天麻、钩藤、石

决明、杜仲、牛膝、桑寄生、黄芩。

④羚：即羚角钩藤饮（《重订通俗伤寒论》）。羚羊角、钩藤、生地黄、白芍、川贝母、橘红、茯苓、甘草、桑叶。

⑤防己黄芪：即防己黄芪汤，方见"慢性肾炎"。

⑥豨莶丸：出《济生方》。仅用豨莶一味，酒蒸九次，晒干，蜜丸。

⑦二仙：即二仙温肾汤，方见"再生不良性贫血"。

【按语】原发性高血压是常见的心血管疾病，是脑卒中、冠心病的主要危险因素。血压增高与交感神经兴奋性增高、血容量增多或全身小动脉痉挛引起周围动脉阻力增高有关。

高血压非药物治疗包括放松心情，心态乐观，生活有规律，做到劳逸结合、适当运动，低盐、低脂饮食。

药物治疗，轻、中度高血压宜选择作用温和、持久且副作用少的药物，在降压的同时能保护心、脑、肾等靶器官，以改善生活质量和寿命。如钙通道阻断剂：缓释异搏定每次 120～240mg，1 次/日；或吲达帕胺（寿比山）每次 2.5mg，1 次/日；或尼群地平每次 10mg，1 次/日。其他如氨酰心安每次 25mg，2～3 次/日。对中度以上的高血压，可采用两种以上作用机制不同的药物联合应用，以提高疗效。

脑血栓形成（连理枝）

脑血栓形成，近年老过程，管腔变窄，血流减慢，溯其原因，是由于脑动脉硬化，或粥变产生。

扩张脑血管，痉挛渐宽缓。烟酸氨茶[①]，又加理疗，较量长短。中药补阳还五汤[②]，加减探索勿间断。

【注释】

①氨茶：即氨茶碱。

②补阳还五汤：出《医林改错》。黄芪、当归、川芎、赤芍、桃仁、红花、地龙。

【按语】 脑血栓形成是因脑部动脉壁病变而导致血栓形成，使其供血范围之内的脑组织发生缺血性坏死，临床出现相应的神经系统症状和体征。常见病因为动脉粥样硬化、高血压病、高血脂、糖尿病（即俗称"三高症"），以及其他原因所致的血液高凝状态等。

治疗上，一预防和治疗"三高症"；二注意护理、营养和恢复期锻炼；三积极治疗，重症有脑水肿表现，给予脱水治疗，用20%甘露醇或山梨醇250mL静滴，每日1~2次，连用3~5日。低分子右旋糖酐500~1000mL静滴，但颅内高压和心功能不全者禁用。潘生丁25~50mg 3次/日，或阿司匹林0.1g，1次/日，口服。抗凝治疗在测定凝血酶原的情况下应用，如肝素、华法令。其他如脑代谢活化剂、高压氧舱疗法等，并要及时对症治疗。

脑出血（薄倖）

动脉硬化，高血压，防脑出血。便懂得，古称中风，突然头痛昏厥，或卒死，闭证脱证，看法大有区别。其特点瘫痪，排除痿痹，真类不难解决。

　　稀涎散①，苏合丸②，至宝丹，能开闭结。三生饮③，黑锡丹④，独参汤，强心固脱真卓绝。诱因，来说，寒症小续命⑤，挟热象用风引⑥，肾虚后遗，地黄⑦补阳⑧莫缺。

【注释】

①稀涎散：出《证治准绳》。巴豆 6 粒（每粒分作两半，去皮膜，研、压去油），猪牙皂角 10g（切片一作四条，去皮弦子，炙酥，另研末），明矾 30g（半生半枯，另研末）。现将明矾化开，入二药搅匀，待矾枯，研为末，每用 0.9 ~ 1.2g 吹入鼻中。痰涎壅盛者，以 3g ~ 5g，灯心汤或温水调灌。喉中之痰逆上者即吐，膈间者即下。醒后再用药调理，方免后患。主治：中风不语，牙关紧急，单蛾双蛾，痰厥昏迷等。

②苏合丸：方见"流行性乙型脑炎"。

③三生饮：出《太平惠民和剂局方》。生天南星 30g，生川乌 15g（去皮），生附子 15g（去皮），木香 6g，捣细为散，每用 15g。加生姜 10 片，清水蒸，去渣温服。如气虚卒倒者，另加人参一两许。口噤不省人事者，用细辛、皂角各少许，研为细末，以芦管吹入鼻中，候喷嚏，其人少苏，然后进药。主治：卒中昏不知人，六脉沉伏，口眼歪斜，半身不遂及痰厥气厥。

④黑锡丹：出《太平惠民和剂局方》，方见"风湿性心脏

病"。每服四五十丸，空腹时淡盐汤、姜汤或大枣汤送下，妇人艾叶汤送下。急症可投百丸。功用：升降阴阳，坠痰定喘，治真元虚备，即上盛下虚等证。

⑤小续命：即小续命汤（《千金方》）。麻黄、桂枝、杏仁、炙草、白芍、川芎、防风各 5g，人参、黄芩、各 5g，防己 6g（酒洗），大附子 2g。主治：中风不省人事，㖞斜瘫痪、麻木眩晕、痰鸣反张、音哑厥冷及风痹脚气，外显六经形证者。

⑥风饮：即风引汤（《金匮要略》）。大黄、干姜、龙骨、桂枝、甘草、牡蛎、寒水石、滑石、赤石脂、白石脂、紫石英、石膏。主治：大人风引，少小惊痫瘛疭，日数发，医所不疗，除热方。

⑦地黄：即地黄饮子（《宣明论方》）。熟地黄 90g，巴戟、山萸肉、肉苁蓉、金石斛、附子、茯苓、石菖蒲、远志、官桂、麦门冬各 30g，五味子 15g，研为粗末，每服 10～15g，加生姜 3～5 片，大枣一二枚，薄荷五七叶，清水一盏半，煎至八分，不拘时饮，一日二次，治心肾不交，舌喑足痹。

⑧补阳：即补阳还五汤（《医林改错》）。地龙 3g，归尾 6g，赤芍 5g，生黄芪 120g，川芎 3g，桃仁 3g，红花 3g。主治：半身不遂，口眼歪斜，语言謇涩，口角流涎，大便干燥，小便频数，遗尿不禁。

【按语】西医所谓的脑出血，又称脑溢血，是指非外伤性脑实质内的出血，发病率和死亡率很高。高血压与动脉硬化为常见病因，出血发生部位 70% 位于基底节区内囊，其次是脑叶的白

勉斋医诀与医话

质、桥脑和小脑。一旦发生脑出血，一定要分秒必争，及时抢救治疗。保持呼吸道通畅，并对症处理，如止血、输氧、降温、维持营养、水电解质平衡、调整血压、降颅压等。或手术清除血肿，解除颅压和脑疝的形成。恢复期治疗，防止血压过高和情绪剧变，进行功能锻练和针灸推拿治疗，可选用胞二磷胆碱、辅酶Q10、脑复康。

蛛网膜下腔出血（江城梅花引）

蛛网膜下腔出血，病发急，势迫切，主要证候为头痛剧烈。多出现于青壮年，脑脊液，压力高，一系列。

治法镇静剂莫缺，如抽搐，哪波折，苯巴[①]若干克，用量毋忽。中药平肝和胃并下泄，减轻脑压为原则，从实践，到理论，贵总结。

【注释】

①苯巴：即苯巴比妥，镇静剂。西医常规治疗，用法见《农村常见病防治手册》或西医内科学等。

【按语】蛛网膜下腔出血是指大脑表面血管破裂，血液直接进入蛛网膜下腔的一种临床综合征。以先天性颅内动脉瘤最为常见，其他如脑血管畸形、高血压脑动脉粥样硬化、脑底异常血管网症和血液病等。临床表现以剧烈头痛为突出症状，常伴呕吐。

在治疗上，绝对卧床休息4～6周，避免用力排便、喷嚏、情绪激动。降颅内压用20%甘露醇200ml静滴，每日2～4次。

止血剂常用 6 - 氨基己酸，每日 24 ~ 36g 加入 1000mL 5% 葡萄糖液静滴，使用 7 ~ 10 日后减量或改口服，疗程共 3 周。高血压的给降压药。继发性动脉痉挛者，可服尼莫地平 40mg，3 次／日。

中医认为此病属"中风"范畴，以剧烈头痛称厥阴头痛，治以平肝息风，活血止血，佐以清热化痰。南京中医学院张谷才治疗 1 例，先用参三七和云南白药活血止血，后用牛膝、红花、桃仁、赤芍凉血化瘀，龙胆草、黄芩泻肝火，胆星、竹沥化痰开窍，再以钩藤、僵蚕，甚则羚羊角平肝息风。

消化系统疾病

溃疡病（水调歌头）

消化性溃疡，胃十二指肠。治不加鉴别，都是胃痛娘。一般金①左②牡③乌④，虚实显著，芪⑤柴⑥运用才相当。平陈与枳术⑦，四君⑧或芍⑨良⑩。

探骊珠，试技巧，毋滥觞。不是别的，就是河南秘验方⑪。古称先便后血，机制脾湿肝热，《金匮》黄土汤⑫，吐血甲⑬乙⑭丙⑮，再加戊⑯己⑰庚⑱。

【注释】

①金：即金铃子散（《素问病机气宜保命集》）。川楝子、玄胡索。

②左：即左金丸（《丹溪心法》）。黄连、吴茱萸。

③牡：即牡蛎粉（黑龙江卫生厅编《中医秘方验方》）。牡蛎粉不拘多少。每服 3 克，一日 2 次，饭后 2 小时服之。适应于胃溃疡，用以制酸。

④乌：即乌贝散，验方。乌贼骨、贝母。

⑤芪：即黄芪建中汤（《金匮要略》）。黄芪、桂枝、甘草、芍药、大枣。消化性溃疡见面色青白无华，脉迟舌淡，畏寒，大便色黑腹痛者，上方加当归、党参、天仙藤、淡附子、甘松，用之有效。

⑥柴：即大柴胡汤（《伤寒论》）。柴胡、枳实、大黄、生姜、黄芩、芍药、半夏、大枣。溃疡病患者，如果脉濡苔腻、脘痞纳钝，挟有痰湿，可以东垣枳术丸随症出入。如中气虚弱或脾胃不振，不论四君或黄芪建中汤，皆可配伍使用，或加味进治。

⑦枳术：即枳术丸，东垣方。即仲景之枳术丸倍加白术。

⑧四君：即四君子汤（《太平惠民和剂局方》）。人参、白术、茯苓、甘草。

⑨芍：即芍药甘草汤（《伤寒论》）。芍药、甘草。

⑩良：即良附丸，验方。良姜、香附。

⑪河南秘验方：滑石 30g，伏龙肝 30g，五倍子 6g，甘草 15g。共研极细末。用阿胶水冲服，每次 15g。（见河南省《中医秘方验方汇编》）

⑫黄土汤：出《金匮要略》。甘草、阿胶、干地黄、黄芩、白术、附子、灶心土。用于胃十二指肠溃疡呕血便血、体力衰

弱、舌光质红、脉濡细者。

⑬甲：见辽宁省卫生厅编《中医验方》。主治胃痛（胃及十二指肠溃疡），症见胃脘疼痛、嘈杂、吐血、大便隐血。处方：三七5g，牛黄1g，麝香1g，炙乳香5g。

⑭乙：见山西省卫生厅编《中医验方秘方汇集》。主治吐血。处方：白及10g，阿胶10g，三七5g，水煎服。

⑮丙：见辽宁省卫生厅编《中医验方》。主治胃出血，大吐血，胸满便秘者。处方：生地、丹皮、仙鹤草各10g，小蓟、藕节炭、生白芍、当归、血余炭各6g，大黄炭、桃仁炭各5g。

⑯戊：见辽宁省卫生厅编《中医验方》。主治吐血，衄血。处方：荷叶炭15g，血竭15g。共研为细末。每次服6g，4小时一次。如衄血，可吹鼻部。

⑰己：见辽宁省卫生厅编《中医验方》。主治吐衄。处方：蚕砂30g。炒黑成炭。每服3g，一日2~3次。

⑱庚：十灰丸（《十药神书》）。大蓟、小蓟、荷叶、扁柏叶、茅根、茜根、大黄、牡丹皮、棕榈皮。上药各烧存性，研极细末。

【按语】胃、十二指肠溃疡是指发生在胃、十二指肠的慢性溃疡。一般发作期要适当休息，进流质或半流质，少食多餐，以减轻对胃的刺激。药物治疗，制酸剂用氢氧化铝凝胶20mL/次，4次/日；胃舒平2~4片/次，4次/日，均餐后服用。或组胺H_2受体拮抗剂（甲氰咪胍、法莫替丁），或抗胆碱能药，或保护胃黏膜药。严重的并发症，如急慢性穿孔、反复大出血，需及时手术治疗。

勉斋医诀与医话

慢性胃炎（翠楼吟）

慢性胃炎，反复发作，缺乏典型表现。此病古称它，肝犯胃，肝木克土，笼统随便。今诊断要点，一曰浅在，二曰肥厚，三曰萎缩，不同片面。

辨证，泛酸嗳气，胀痛灼热感，出血淹缠。如果酸过少，或缺如，年老多见。治疗左金[①]、牡蛎海螵蛸，棟芍平肝。补脾土，参苓白术[②]，山药甘莲。

【注释】

①左金：即左金丸，方见"溃疡病"。

②参苓白术：即参苓白术散（《太平惠民和剂局方》）。人参、茯苓、白术、干山药、石莲肉、白扁豆、桔梗、砂仁、薏苡仁、甘草。

附：治胃炎方

①栀子汤：出《三因极一病证方论》。栀子、附子、薤白。

②抽薪饮：景岳新方。黄芩、川石斛、川柏、枳壳、泽泻、木通、甘草。

上述二方系个人应用有效的经验方，可供临床应用时参考。

【按语】慢性胃炎是胃黏膜慢性炎性病变，发病率随着年龄增长而增高。发病原因未明，可能与急性胃炎治疗不当、长期摄入对胃有刺激的食物（过冷过热的食物、烈酒、浓茶、咖啡）或药物（阿斯匹林、消炎痛、强的松）、胆汁返流、感染因素（幽门螺杆菌）、自身免疫反应等有关。按病理变化分为浅表性胃炎、萎缩性胃炎。萎缩性胃炎又有以胃窦为主体与以胃体为主体二种，两者比例为（7~8）：1。临床表现以消化不良症状为主，上腹部有轻度压痛。胃镜和活检是最可靠的确诊方法。治疗上首先消除病因，如注意饮食卫生，避免刺激胃的食物和药物，戒烟酒。

药物治疗：一可按消化性溃疡给药。二胆汁返流用吗丁啉 10mg/次，3 次/日；或西沙比利 5mg/次，3 次/日。三胃酸缺乏者，服用胃蛋白酶合剂 10mL/次，3 次/日。四有幽门螺杆菌者，用抗菌剂，如阿莫西林 0.25~0.5g/次，3 次/日；灭滴灵 0.2g/次，3 次/日；庆大霉素片 8 万单位/次，4 次/日；或痢特灵 0.1g/次，3 次/日，连服 2~3 周；得乐（三钾二枸橼酸铋）既能保护胃黏膜，又能杀灭幽门螺杆菌，1 包/次，3 次/日。对于慢性胃炎出现癌前变期者，应考虑手术治疗。

急性胃扩张（下水船）

急性胃扩张，古用土法倒仓。因食物消化液潴留大量。瓜蒂散①，即三法中一法，戴人大加提倡。

大承气②应加减应用，消导通府数行，加味枳术丸③去大黄加姜。干霍乱，往昔命名失当，使人歧途徬徨。

【注释】

①瓜蒂散：即瓜蒂汤（《金匮要略》）。

②大承气：即加减大承气汤（《急腹症手册》）。炒莱菔子10g，厚朴、枳壳、香附、乌药、桃仁、生牛膝各10g，大黄10g（后下），生甘草6g。

③加味枳术丸：出《急腹症手册》。厚朴30g，枳实、白术、炒莱菔子各15g，大黄15g（后下），马钱子0.8g（冲），生甘草10g。

【按语】急性胃扩张是指短期内由于大量气体和液体积聚，胃和十二指肠上段高度扩张的综合性病症。多由于胃运动功能障碍或机械性梗阻所致，通常为某些内外科疾病或麻醉手术的严重并发症。尽早诊断和治疗对于预防发生呼吸道窘迫和循环衰竭有重要意义。可根据病史、体征，结合X线影像、B超检查诊断，一般不难。

治疗上，应暂时禁食，胃肠减压，纠正水、电解质紊乱和酸碱代谢平衡失调。对于不能长期肠外营养的患者可以留置小肠营养管以维持营养。胃扩张症状缓解3~5天后，用胃管注入小量液体，如无潴留，可开始少量进食。

若内科治疗8~12小时症状无明显改变，或十二指肠机械性梗阻无法解除，或合并胃穿孔甚至出血等，需外科手术治疗。至于中医药治疗，一般用在初期或症状轻者，或在西医治疗中配合。

急性胃肠炎（青玉案）

近如急性胃肠炎，古书中称霍乱。鉴别腹痛易诊断。

葛根芩连①，退热消炎，暴注能转缓。

后来清代王孟英，制成验方来更换，强调理论长与短。燃照②蚕矢③，着眼暑湿，效果超大半。

【注释】

①葛根芩连：即葛根芩连汤（《伤寒论》）。葛根、甘草、黄芩、川连。

②燃照：即燃照汤（《王氏霍乱论》）。草果、焦山栀、淡豆豉、省头草、半夏、厚朴、滑石、黄芩。

③蚕矢：即蚕矢汤（《王氏霍乱论》）。蚕砂、木瓜、姜半夏、黄芩、生薏苡仁、通草、大豆卷、吴茱萸、川连、炒山栀。

【按语】急性胃肠炎是包括胃肠细菌感染、病毒感染及非感染性胃肠道炎症所出现的以腹痛、腹泻、呕吐为主症的一类胃肠道疾病。

在治疗方法上，细菌引起的运用抗生素进行病原治疗，非细菌引起的根据症状对症性治疗，若有脱水的要急需补液，以保持水电解质的平衡。与此同时，用中医药辨证论治有一定效果。有的急性胃肠炎有慢性病史，需扶正治疗，强调健脾利湿或调理脾胃，采用扶正厚肠的方法。

穿心板瘀（飞雪满横山）

穿心板瘀，穿心板瘀，科学根据难查。谁能识破？不论是谁，谁就学富五车。仲景没办法，胆石症，造影

勉斋医诀与医话

蒎加。却原来是，本病常见，不算稀罕呀。

发作时，便阻碍进食，持续疼痛，势如乱麻。镇痛寡效，滋燥养荣，输液以灌枯芽①。看尽管如此，找原因，切莫蹉跎。七厘②加减③。用药贵精不在多。

【注释】

①以灌枯芽：本病发作时持续疼痛，诸治寡效，用生理盐水或加葡萄糖溶液大剂量滴注，促进久未进食、缺水的组织活跃起来，对治疗大有帮助，故云"以灌枯芽"。

②七厘：即七厘散。外科秘方。大土鳖90只去头足备用，全当归2kg土煨，乳香炭2kg，巴豆15只去外皮与油，清半夏2kg姜制，薄橘红2kg生用，大豆500g生用，自然铜500g醋炙，制川乌500g煨去毒，没药炭2kg，鸡血藤500g生用，制草乌500g煨去毒，天名精1kg生用，马钱子15kg土煨、去毛、去毒，纯钩钩1.5kg生用，生三七2kg生用，血竭500g，薄荷霜100g。宣通气血，止疼痛，助呼吸，利大小便。主治一切跌打损伤、胀肿疼痛、腹内伤、气阻或血阻疼痛、大便秘结。每服0.2～0.3g，温开水送下，儿童减半，孕妇忌服。

③加减：即加减七厘散。地鳖虫焙干10g，全当归12g，血竭3g，参三七22g，马钱子1.5g，巴豆霜1.5g，川乌6g，草乌6g，清半夏10g，天名精10g，荜茇6g，生姜5片，共研细末，和匀，温开水送服，每服0.5g，日3次。应初发作时服用，如持续疼痛，不能纳食，疼痛时间在3天以上，或接近1周左右，应加输

液；如大剂量输液，上药用量可以减轻些，用0.2~0.3g。

【按语】穿心板痧为浙江民间俗称，一般发生在夏秋季，似俗称的发痧，是中暑的一类病症。"心"指胃部，民间有称胃痛为心痛，这里"穿心"是指穿胃样的疼痛，穿心板痧是指发生于夏秋季为主的、一种以腹痛吐泻为主症的急性胃肠炎病症。

慢性肠炎（清平乐）

慢性肠炎，患者叫着哭，一会肠鸣叽咕，丁香烂饭①醒脾土，湿困者相符。

香砂枳术②黄芩③，槟榔六曲鸡金，方法试探李氏，酌忌脂肪当心。

【注释】

①丁香烂饭：即丁香烂饭丸（李东垣方）。三棱、莪术、木香、砂仁、香附、陈皮、甘草、益智仁、甘松。

②香砂枳术：即香砂枳实丸（《景岳全书·古方八阵》）。木香、砂仁、枳壳、白术。

③黄芩：即黄芩汤（《伤寒论》）。黄芩、甘草、白芍、大枣。

【按语】慢性肠炎是比较常见的肠道疾病。一般要注意休息，饮食柔软、易消化并富有营养，发作时以流质为主。抗生素治疗，以氟哌酸、黄连素为主，也可选用消化酶一类的药物，但在使用时不能与抗生素同时用，否则影响疗效。

泌尿系统疾病

膀胱炎 （武陵春）

膀胱炎尿频尿痛，古人原称淋。口糜舌赤，用导赤，说是小肠经。

八正散①，清心莲子饮②，虽同治此病，试看那些不同点，辨证应加分明。

【注释】

①八正散：出《太平惠民和剂局方》。木通、车前子、甘草梢、萹蓄、瞿麦、滑石、大黄、山栀。

②清心莲子饮：出《太平惠民和剂局方》。石莲子、地骨皮、黄芩、茯苓、黄芪、麦冬、车前子、人参、甘草。

【按语】西医所谓的膀胱炎，其实是下尿路感染症。最常见的致病菌为大肠杆菌，其次是副大肠杆菌、变形杆菌、葡萄球菌、粪链球菌等。常见尿频、尿急、尿痛和血尿等膀胱刺激症状。治疗上，氟哌酸0.2g/次，3次/日，2周为一疗程。

血尿 （少年游）

尿道出血，病名血尿，肉眼虽可见。手术外伤，原因不明，辨证无痛感。

阿胶四物汤①加减，四生②陈棕炭，莲房藕节胜灵丹。苎麻根，不等闲。

【注释】

①阿胶四物汤：出《沈氏尊生》。阿胶、川芎、当归、白芍、地黄。

②四生：即四生丸（《济生方》）。侧柏叶、艾叶、荷叶、生地黄。

【按语】 血尿又称尿血，在临床上有的肉眼可见，有的只有实验室尿液检查才可见到大量红细胞。治疗上要明确病因。一般由外伤性引起的，要在治伤的同时，加利尿、消炎、止血药；感染引起的要抗生素治疗，同时用止血剂。这些病症往往有尿频、尿急、尿痛的症状。若无痛性血尿，又在止血、消炎等无效的情况下要考虑肿瘤的可能，需进一步检查。

肾盂肾炎（鹊桥仙）

肾盂肾炎，按其属性，好似古之淋病。加味三黄①一相逢，好似金风玉露临。

二妙②萆薢③，大分加味④，慢性经过胜任。有别口渴烦躁型，清心莲子饮⑤，停停饮饮。

【注释】

①加味三黄：即加味三黄汤，经验方。银花24g，连翘10g，黄连3g，黄柏3g，黄芩3g，焦山栀12g，木通6g，淡竹

叶 10g，六一散 18g，泽泻 12g，炙石韦 12g，炙瞿麦 12g，马齿苋 10g。

②二妙：即二妙散，朱丹溪方。黄柏、苍术。

③萆薢：即萆薢分清饮（《丹溪心法》）。川萆薢、益智仁、石菖蒲、乌药、茯苓。

④大分加味：即加味大分清饮，张景岳方。黄芩、黄柏、龙胆草、茯苓、泽泻、猪苓、栀子、枳壳、车前子、木通。

⑤清心莲子饮：方见"膀胱炎"。

【按语】肾盂肾炎是尿路感染的上尿路感染症，治疗方法与膀胱炎大致相同。但对于慢性肾盂肾炎的治疗，在 2 周治疗结束后要作尿细菌培养。如仍为阳性者，停药 5～7 日后，要根据致病菌选药进行第 2、3 疗程，直到细菌转阴。对肾功能不全者，不宜用氨基糖甙类药物。曾有人治疗记录如下，以供临床之参考：慢性肾盂肾炎患者，自某年开始（血尿红血球＋＋），小便不频数，亦不作痛，唯觉有热感，脉弦而数，舌苔滑腻。处方：川连 3g，黄芩 5g，黄柏 6g，苦参 6g，生锦纹 2.1g，厚朴 6g，龙胆草 5g，赤苓 12g，苍术 6g。上药经过多次进用，有一定的疗效。

急性肾炎（烛形摇红）

急性肾炎，由上呼吸道感染，古称风水一身肿。儿童为多见，发热蛋白血尿，高血压，纷至沓来，处理适当，可免昏厥，不致危险。

越婢^①加减，发汗清热利小便，黄毛耳草^②，小青草^③，堇草^④外用简。又如疏凿饮子^⑤，按治则，初起实证，祛邪逐水，表里分消，疗效立现。

【注释】

①越婢：即越婢汤（《金匮要略》）。麻黄、石膏、生姜、甘草、大枣。

②黄毛耳草：出《浙江民间常用中草药》。性平、味苦。清热利尿，平肝利湿。小儿急性肾炎，以鲜全草水煎加红糖服。2~3岁25~30g，3~4岁30~45g，7~10岁45~60g，10岁以上者60~75g。以上均为一日量，分3次服。

③小青草：植物名为爵床。微寒，味微苦。功效清热，利水，解毒。小儿肾炎，鲜全草煎服。1~5岁30~45g，10岁以上90g，一般连服3~5天即可，重者服14天。

④堇草：出《浙江民间常用中草药》。功效利尿抗菌消炎。主治急性肾炎水肿。鲜全草60g，捣烂包扎两脚底心，3天换药一次。

⑤疏凿饮子：出《济生方》。商陆、泽泻、赤小豆、椒目、木通、茯苓皮、大腹皮、槟榔、生姜、羌活、秦艽。

【按语】西医认为，急性肾炎又称急性肾小球肾炎。其病变主要在肾小球，多见于青少年。起病急，以血尿、蛋白尿、少尿、高血压、水肿为主要临床特点。多见于链球菌感染后，也可

勉斋医诀与医话

由病毒感染引起。

一般急性期应卧床休息，饮食营养要丰富，含多种维生素。病初少尿、水肿，应限制水、钠摄入，伴氮质血症时，应限制蛋白质的摄入。抗生素常用青霉素或林可霉素或红霉素，常规治疗10～14日。另需对症处理，降压（硝苯砒啶）、利尿、消肿（双氢克尿噻或速尿），预防心、脑并发症。

慢性肾炎（沁园春）

慢性肾炎，一般处理，平胃五苓①。如脾肾阳虚，理苓②肾气③，常用五皮，赤豆茅根④，黄芪防己⑤，苓桂术甘，饮食控制寥廓清。挟痰饮，麻黄⑥伍前药，温利退肿灵。

特变，水气上凌，快肃肺，五子五皮⑦斟，腹水严重性，权进十枣⑧，急转直下，变成瘦人。如果阴虚，地⑨蓟⑩二至⑪，加减出入勿因循。探机理，抢救尿毒症，中西并进。

【注释】

①平胃五苓：即加味胃苓汤，经验方。制茅术6g，厚朴5g，川桂枝5g，泽泻10g，猪苓10g，赤茯苓12g，生甘草3g，新会皮3g，母丁香6g，仙人对坐草10g。

②理苓：即理苓汤，经验方。党参6g，生白术6g，赤茯苓

12g，生甘草 3g，淡干姜 5g，泽泻 10g，猪苓 10g，桂枝 5g。

③肾气：即济生肾气丸，经验方。六味地黄丸加附子、官桂、川牛膝、车前子（《济生方》），或桑白皮 10g，白茅根 30g，赤小豆 12g，马料豆 12g，新会皮 6g，葫芦壳 30g，厚朴 3g，大腹皮 10g，丹皮 6g，泽泻 6g，杜仲 6g（经验方）。

④赤豆茅根：即茅根赤豆汤（《外台秘要》）。白茅根 60g，赤小豆 30g。

⑤黄芪防己：即加味黄芪防己苓桂术甘合剂，经验方。木防己 6g，生黄芪 6g，赤苓 12g，生冬术 5g，桂枝 5g，生甘草 2.5g，生米仁 10g，冬瓜皮 24g。本病患者往往血压偏高。其中防己一药有降压作用。

⑥麻黄：即加味麻黄苓桂术甘汤合剂，经验方。麻黄 5g，桂枝 5g，苦杏仁、甘草各 3g，白茯苓 10g，生白术 5g，冬瓜皮 10g，车前子 10g，生姜 2 片，红枣 3 枚。

⑦五子五皮：即加味五子五皮合剂，经验方。葶苈子 10g，光杏仁 10g，水炙桑皮 10g，苏子 12g，黑白丑 5g，炒莱菔子 12g，车前子 10g，新会皮 6g，五加皮 10g，生姜皮 3g，大腹皮 10g。慢性肾炎患者突然头面部浮肿特甚，气急难以平卧，在必要时亦可加入千金子，用量 10g。

⑧十枣：即十枣丸（《伤寒论》）。大枣 10 枚，芫花（熬）、甘遂、大戟各等分。

⑨地：即六味地黄丸，钱仲阳方。熟地黄、怀山药、山萸

肉、丹皮、茯苓、泽泻。

⑩蓟：即小蓟饮子（《济生方》）。藕节、蒲黄、滑石、当归、焦山栀、淡竹叶、甘草、木通、生地。

⑪二至：即二至丸（《医方集解》）。女贞子、旱莲草。

【按语】慢性肾炎又称慢性肾小球肾炎。临床特点有蛋白尿、血尿、水肿、高血压和肾功能衰退，病程长，是引起肾功能衰竭的常见原因。一般要注意休息，低盐饮食。若水肿明显，或有低蛋白血症，要扩充血容量，在静脉输入白蛋白或低分子右旋糖酐的基础上给予速尿 20mg 或丁脲胺 1mg，口服或静注，常可利尿及适当消肿。

泌尿系结石（折红梅）

泌尿系结石，肾输尿管，膀胱在内。肾绞痛，由于肾输尿管，结石障碍，尿血镜检，红细胞，见不到昧，面临此境，手术治疗，非手术治疗，两者配备。

一般看来，增水引舟法，似为常规。八正石韦①加减，用对头如灌溉，自下坚块，简易方②，萹草③蜀葵④，山荷叶根⑤，苜蓿⑥虎杖⑦，能利水通淋，排队。

【注释】

①八正石韦：即八正散合石韦散加减，复方。金钱草、萹蓄、瞿麦、石韦、冬葵子、木通、海金沙、怀牛膝、鸡内金。血

尿加大小蓟、旱莲草。

②简易方：出《中药学讲义》。鸡内金、芒硝各 18g，共研末，每次 6g，开水冲服，每日 2 次。

③菥草：出《浙江民间常用中草药》。利尿抗菌消炎。主治尿路结石。取鲜全草 60g，捣烂绞汁，开水冲服。

④蜀葵：出《本草纲目》。蜀葵子附方记载：五月初五，收葵子炒研，食前温酒下 3g，当下石出。说明其有排石的作用。

⑤山荷叶根：出《浙江民间常用中草药》。治砂淋（尿路结石）、血淋用，3g，水煎服。

⑥苜蓿：李时珍方。苜蓿根捣汁煎服，治砂石淋痛。

⑦虎杖：出《集验方》。虎杖根为末，每服 6g，用饭饮下。治五淋。

【按语】泌尿系结石，一般有肾结石、输尿管结石、膀胱结石之分，通过 X 摄片或 B 超等可明确诊断。

在治疗方法上，可以手术或非手术治疗，或药物对症治疗。如肾绞痛，用解痉、止痛药，也可用中药排石汤之类。当前也有用体外碎石。总之，排除结石是治疗的根本，但并非是一劳永逸的治疗，排石后还需要进行观察，并及时运用中医药辨证论治，尤其是祛痰化瘀的治疗，使结石不能形成。

血液系统疾病

急性白血病（夺锦标）

谈虎色变，起病骤急，那急性白血病。不时高烧出现，严重贫血，进行反常。看出血倾向，卷干净，危及生命。特点是，如白细胞，异常增生恶变。

中西医结合借鉴。拟定治则，清热解毒策应。抗白血病方一①，利在开始，发号司令。其第二方②作用，巩固它，功不亏输。学哲学，辩证分析，克敌制胜砥定。

【注释】

①抗白血病方一：浙江乐清县人民医院方。鲜猪殃殃 60g（干品 30g），鲜羊蹄根 30g（干品 15g），鲜墨旱莲 30g（干品 15g），元参 6g，茜草 12g，地骨皮 12g，当归身 10g，鲜石仙桃 30g（干品 15g），白薇 10g，银柴胡 15g，鲜生地黄 10g，黄精 15g，丹参 10g，六神丸 30 粒（分 3 次吞服，一日量）。适用于白血病发热、贫血、头晕、乏力或牙龈出血、脉象虚弱等症状。水煎服，每日 1 剂，分 2 次服。

②第二方：即抗白血病方二，浙江乐清县人民医院方。猪殃殃 30g，羊蹄根 10g，薏苡仁 15g，墨旱莲 10g，当归身 10g，白术 10g，茯苓 10g，红枣 30g，黄精 15g，党参 12g，黄芪 10g，炙甘

草3g，白薇6g，六神丸15粒（一日量，分3次吞服）。适用于白血病血象检查获得完全缓解，服此方以资巩固。水煎服，每日1剂，分2次服。

【按语】急性白血病特点是骨髓和外周血出现原始和早期阶段的幼稚白细胞，起病急剧，可出现发热、出血、贫血，胸骨压痛，肝、脾、淋巴结肿大。常用VP（长春新碱＋强的松）方案治疗。缓解后以6－巯基嘌呤每日50～100mg、氨甲喋呤每周20mg，口服；强化治疗用原诱导方案，每3个月1次，持续3年，第四年改为每4个月1次，第五年停止治疗。最好配合中医药辨证论治。

慢性白血病（一枝花）

慢性白血病，将危害生命。脾脏肿且大，坚硬甚。刀圭无办法，马利兰①堪任。消除那邪气，兵不贵乎多，克敌制胜贵精。

神农丸②，相应对策。蛎鳖归芍参，苡米凤尾芪，山豆根，当归龙荟丸③，祛痰须务尽。乌扇属本经，散结有力，看此方，研究途径。

【注释】

①马利兰：新药名。

②神农丸：经验方。马钱子1.2g，生甘草5g。

③当归龙荟丸：钱氏方。全当归、龙胆草、栀子仁、川黄连、黄柏、黄芩、大黄、龙荟、青黛、木香、麝香，共研细末，

勉斋医诀与医话

炼蜜为丸。

【按语】 慢性白血病是骨髓和外周血中已成熟的白细胞和幼稚的白细胞增多，临床表现一般无症状，或有低热、乏力、多汗、体重减轻。实验室检查（血象和骨髓象）可明确诊断。治疗方法：慢性期用马利兰，白细胞计数在 1 万/mm³ 以下者不需立即治疗；超过 2 万/mm³ 者需积极治疗。开始 4~8mg/日，分次口服。每周查血象 1 次。约 3 周后白细胞开始下降，可逐渐酌减剂量。到白细胞计数下降到 2 万/mm³ 时，暂停用药。待白细胞计数稳定后再以小剂量维持白细胞于 1 万/mm³ 左右。一般维持量为每 1~3 天给药 2mg，连续 2~3 个月，也可干扰素治疗。

白细胞减少症（隋柳含烟）

白细胞减少症，有类营卫虚弱，归脾丸[1]人参养荣[2]，可常用。

赤豆红枣[3]有报道，有待研究明了，促使白细胞新生，鸡血藤[4]。

【注释】

①归脾丸：见"神经衰弱"。

②人参养荣：古方化裁。十全大补汤去川芎加五味子。

③赤豆红枣：赤小豆 30g，红枣 30g。煎服。

④鸡血藤：验方。鸡血藤 30g。煎服。

附：杭州肿瘤医院治疗白细胞下降方

处方一：鸡血藤 30g，当归 10g，甘草 10g。

主治：放射治疗过程白细胞下降者。

用法：水煎服，每服 2 剂。

处方二：鸡血藤 30g，赤小豆 30g，红枣 30g，活血龙 30g，甘草 6g。

主治同上。

处方三：鸡血藤 30g，赤小豆 30g，红枣 30g，党参 10g，白术 10g，茯苓 10g，陈皮 10g，半夏 10g，甘草 10g。

主治同上。

血小板减少症（西江月）

出血主要倾向，血小板减定量。血虚阴虚不同样，辨证紧抓对象。

血虚归脾①八珍②；阴虚六味③女贞；阿胶蒲及④止血灵，龙芽藕节茜根⑤。

【注释】

①归脾汤：见"神经衰弱"。

②八珍：即八珍汤（《丹溪心法》）。

③六味：即六味丸，见"慢性肾炎"。人参、白术、茯苓、炙甘草、熟地、当归、白芍、川芎。

④阿胶蒲及：即阿胶蒲及汤：经验方。阿胶、蒲黄、白及，共煎汤服。有止血兼能养血功效。常配伍运用。

⑤龙芽藕节茜根：经验方。龙芽草（仙鹤草）、藕节、茜草，止血为主。出血者选用。

【按语】血小板减少症主要表现为出血症状，常见紫癜。临床有急、慢性之分。

紧急治疗：血小板计数 <1 万/mm³，糖皮质激素如地塞米松15mg/日静滴 3 日，继而口服强的松。丙种球蛋白，按体重每日400～1000mg/kg，静注 5 日。血小板输注 6～8 单位/次。血浆置换：每次换 3 升，3～5 日 1 次。

长期治疗：强的松、维生素 C、脾切除。难治性的可考虑用长春新碱、环磷酰胺等。

再生不良性贫血（天仙子）

脉象细涩或虚大，生化无权偏作怪。真元亏虚再生难，输血外，进药快，中西结合无境界。

肺脾心力均衰退，归脾加味①保真②配。火衰二仙温肾汤③，生脉辈④，参附类⑤，抢救出血挽危垂。

【注释】

①归脾加味：即加味归脾汤，经验方。归脾汤原方，每剂加紫河车粉2.4g，陈皮0.6g，随归脾汤煎剂一同送下。适用于面色苍白，纳食减退，四肢乏力，头晕眼花，心悸失眠，衄血便血等，脉多虚大，舌色淡红。

②保真：即保真汤（《十药神书》）。人参、白术、茯苓、甘

草、黄芪、陈皮、生熟地、当归、赤白芍、厚朴、天冬、知母、川柏、柴胡、地骨皮、五味子、生姜、红枣。适用于面色苍白，目花气急，容易感冒，午后潮热等，脉象濡细。

③二仙温肾汤：经验方。仙灵脾、仙茅、川柏、知母、巴戟、苁蓉、龟陆二仙胶、鳖甲胶、丹参。适用于本病后期，症见面色㿠白，头晕耳鸣，心悸，四肢阴冷，滑精阳痿，腰酸无力，口淡脉革，舌色淡红。

④生脉辈：即生脉散，医录方。人参、麦冬、五味子。适用于白色苍白，头晕，出血不止，神昏，不思纳谷，脉象细微。阳虚者，本方合附子理中汤。

⑤参附类：即附子理中汤（《太平惠民合剂局方》）。附子、人参、甘草、白术、干姜（见原浙江中医药大学金匮教研组吴颂康的《中医治疗再生不良性贫血的临床分型与体会》报道）。

【按语】再生不良性贫血中，原发性再生障碍性贫血原因不明；继发性有化学、物理、感染等病因，如氯霉素、苯、砷、电离辐射等。临床出现进行性贫血、出血及感染，血象、骨髓检查可以确诊。

治疗上应早期、联合、坚持治疗。去除病因、休息、营养、卫生。尽量减少静脉穿刺。对症治疗：控制感染、止血、纠正贫血。药物治疗：慢性再障用雄激素，如羟甲雄酮100mg/日，或氟羟甲雄酮20～30mg/日。胎肝细胞输注。脾切除有效率为77.5%。

中医归属于虚证，参照中医的理虚方法（参阅董汉良著《理虚心法》）结合治疗，比单纯的西药治疗效果好得多。

精神、神经系统疾病

耳源性眩晕（八声甘州）

耳源性耳鸣，当包括古眩晕一证。属内在因素，宜辨虚实，不能混同。根据前人经验，不断在扩充，看东垣天士，异曲同工。

例如风阳上扰，息风潜阳法[1]，加减运用。如痰湿阻逆，半夏天麻[2]供，虚弱型，肝肾不足，滋阴息风[3]平补与共。左[4]右[5]归，少数患者，壮阳宜懂。

【注释】

[1]息风潜阳法：经验方。天麻、钩藤、桔皮、竹茹、茯苓、石决明、龙齿。痰多加半夏，大便秘结加枳实、风化硝，症重者加羚羊角。我意既云息风潜阳，生地、白芍、牡蛎等万不可少，橘皮、茯苓或可以除去。

[2]半夏天麻：即半夏白术天麻汤（李东垣方，由勉斋增删）。半夏、天麻、白术、陈皮、茯苓、泽泻、神曲、生姜。

[3]滋阴息风：经验方。女贞子、石斛、菊花、天麻、何首乌、牛膝、珍珠母。

[4]左：即左归丸，张景岳方。大熟地、山药、枸杞、川牛膝、菟丝子、鹿角胶、龟板胶。

⑤右：即右归丸，张景岳方。大熟地、山药、山萸肉、枸杞、杜仲、鹿角胶、菟丝子、当归、制附子、肉桂。

【按语】耳源性眩晕与下则"梅尼埃综合症"其实是同一个疾病的不同临床表现。它是由内耳膜迷路发生积水，致出现发作性眩晕、耳鸣、耳聋以及耳闭、头胀等症状。其原因可能与病毒感染、变态反应、内分泌紊乱、植物神经紊乱、疲劳及情绪波动有关。一般治疗包括保持安静，卧床休息。

药物治疗：安定片 2.5～5mg，3 次/日；或乘晕宁 50mg，3 次/日。血管扩张药，烟酸 100mg，3 次/日。

脱水治疗：用 50%葡萄糖溶液 50mL，1～2 次/日。

梅尼埃综合症（夜飞鹊又一首）

梅尼埃氏症，除白血病。平衡障碍淆紊，房子自身或旋转，伴呕吐与恶心，耳鸣听觉障碍，发作间歇时，殊不一定。中枢神经，起作用可信。

诊疗针药并用，适当镇定剂，六味①补肾，杞菊地黄②加味，半夏天麻③，气虚眩晕。针刺穴位④，应记取，掌握并进，扩张血管药，营养神经，应加体认。

【注释】

①六味：即六味地黄丸。

②杞菊地黄：六味地黄丸的类方。即六味地黄丸加枸杞子、菊花。

③半夏天麻：即半夏天麻白术汤，李东垣方。半夏、麦芽、白术、神曲、人参、黄芪、陈皮、苍术、茯苓、泽泻、天麻、干姜、川柏。

④针刺穴位：取合谷、列缺、曲池、足三里、三阴交、委中等。一般每次针两对穴位，上下肢各一对，交替使用，能制止眩晕。头部不适，或有轻痛的患者，加太阳、翳风、神庭、上星等穴。每日行针一次，每次留针半小时，主要应用于发作期，可缓解其症状。

【按语】此则与上则联系参看，是为同一个病症的继续。所以，两则可一起阅读，症状、辨证、治疗皆同。

神经衰弱（洞仙歌）

神经衰弱，典型病少数，一般六味①归脾②补，天③安④朱砂⑤琥⑥，分明在运用，强调是把医嘱倾肺腑。

景岳二阴煎⑦，孔圣枕中⑧，桂枝龙牡⑨，针锋相对好布署。酸枣仁⑩，和温胆⑪，十味温胆⑫，夜交藤，合欢皮仅仅可伍。看《内经》，半夏秫米汤⑬，既齐唱凯歌，拭目凝宁。

【注释】

①六味：即六味地黄丸，见前。

②归脾：即归脾汤，见前。

③天：即天王补心丹（《摄生秘剖》）。生地、人参、白茯苓、

石菖蒲、玄参、柏子仁、桔梗、天门冬、丹参、酸枣仁、甘草、麦冬、茯神、当归、五味子。

④安：即安神补心丹，现行中成药。生地、丹参、朱砂等。

⑤朱砂：即朱砂安神丸，李东恒方。净朱砂、川连、甘草、生地、当归。

⑥琥：即琥珀多寐丸，张景岳方。琥珀、党参、茯苓、远志、甘草、羚羊角。

⑦二阴煎：张景岳方。生地、玄参、麦冬、川连、枣仁、茯苓、生甘草、木通。

⑧孔圣枕中：即孔圣枕中汤（《千金方》）。败龟板、龙骨、远志、九节菖蒲。

⑨桂枝龙牡：即桂枝龙骨牡蛎汤（《金匮要略》）。桂枝、芍药、生姜、龙骨、牡蛎、甘草、大枣。

⑩酸枣仁：即酸枣仁汤（《金匮要略》）。酸枣仁、川芎、茯神、知母、甘草。

⑪温胆：即温胆汤（《千金方》）。半夏、枳实、竹茹、橘皮、甘草、白茯苓。

⑫十味温胆：即十味温胆汤（《六科准绳》）。半夏、枳实、陈皮、白茯苓、酸枣仁、远志、五味子、熟地黄、人参、甘草，加生姜、红枣。

⑬半夏秫米汤：出《灵枢·邪客》。半夏、秫米。

【按语】神经衰弱是由于长期过度紧张的精神活动，导致脑的兴奋与抑制功能失调，表现出以精神易兴奋和脑力疲乏为特征，常伴有各种躯体不适和睡眠障碍。

治疗方法上，首先是病因治疗，避免精神过度紧张，注意劳逸结合。其次要配合心理治疗。抗焦虑药物，如安定片、安他乐、多虑平；催眠药适当用，如硝基安定 5～10mg，或安眠酮 0.1～0.2g。

神经官能症（九张机）

一张方，神经官能症难医，古人枉耗几多力，早在口问，创为理论，空谈有何裨。

二张方，神经官能症难医，千古闷芦谁人知，东奔西跑，医者无奈，好像玩意儿。

三张方，神经官能症难医，他不是呆痴癫狂，不属癔病，沓沓重言，完全由自己。

四张方，神经官能症难医，七情肮脏这东西，如蚕作茧，咎由自取，何年又何期。

五张方，神经官能症难医，历代医工把方拟，逍遥^①越鞠^②，真正实践，难解决问题。

六张方，神经官能症难医，扎针手术多么奇怪，把他扎扎，观其疗效，相反很迷离。

七张方，神经官能症难医，无奈化验室人员，为他服务，空忙一番，累得疲劳肌。

八张方，神经官能症难医，医工自说费心机，三言两语，感不耐烦，怎把乱丝理。

九张方，神经官能症难医，倾囊药物呆迟法，只有开导，结合心意，才能给他医。

【注释】

①逍遥：即逍遥散（《太平惠民和剂局方》）。柴胡、白术、茯苓、当归、白芍、甘草、陈皮、薄荷、生姜。

②越鞠：即越鞠丸（朱丹溪方）。香附、苍术、川芎、山栀、神曲。

【按语】神经官能症是一种功能性和精神性疾病，没有实质性和器质性病变。一般用心理疗法可以收到好的疗效。用药物治疗是次要的，自我排解和心理治疗是主要的，要"战胜自我"，要"丢掉一切"。

癔病（锦堂春）

癔病古称脏躁，译名歇斯底里，其特点悲伤欲哭，不与痫相似。

治法甘麦大枣①，可加远志龙齿。耐心启发诱导他，效果胜药饵。

【注释】

①甘麦大枣：即甘麦大枣汤（《金匮要略》）。甘草、小麦、大枣。

【按语】 癔病是指由精神刺激或不良暗示引起的一类神经精神障碍，但无持久的精神病症状和器质性基础。多数突然发作，迅速终止，暗示治疗有效。主要表现为短暂的精神失常或感觉运动障碍。本病的发生与遗传因素、易感素质、精神因素有关。治疗方法上，以精神治疗为主，辅以必要的对症治疗，如消除精神创伤，解除思想顾虑，心理疏导，或语言及药物的暗示治疗，针灸等，可适当使用镇静、催眠、抗焦虑药物。

精神分裂症（绮罗香）

精神分裂症，言行怪异，狂躁语无伦次。本病治疗，首先安神静止。海俄辛[①]，加氯丙嗪，葡萄糖，肌注有利。一个针简锁铁锁，促使睡着拾芥易。

中药涤痰开窍[②]。一氧化碳中毒，得到满意。清凉泻火[③]，心脾两亏时，用调气血；新制柴胡[④]，破瘀汤[⑤]，镇静[⑥]同义。仅仅归脾[⑦]定志丸[⑧]，只需应证有异。

【注释】

①海俄辛：西药名。

②涤痰开窍：经验方。竹沥、半夏、胆星、竺黄、郁金、石菖蒲、大黄、苏合香丸等药，对于常见精神病特别是精神分裂症，单独应用后疗效不佳，只有对一氧化碳中毒性精神症状治疗上，获得满意疗效。

③清凉泻火：经验方。川连、黄芩、黄柏、当归、龙胆草、

芦荟、柴胡、龙骨、牡蛎、石膏、知母、大黄、元明粉、甘草等。对确有火盛之象有效。

④新制柴胡：即新制柴胡汤。经验方。龙骨、牡蛎各 30g，竹沥、丹参、香附、丹皮、赤芍、青陈皮、酒大黄各 10g。

⑤破瘀汤：经验方。苏子、莱菔子、白芥子、䗪虫、三棱、白术、桂枝、川芎、甘草各 6g，丹皮、桃仁各 10g，红花、酒大黄、赤芍、香附各 15g。

⑥镇静：即癫狂镇静汤，经验方。桃仁、当归各 6g，大黄 15g，苏子、芒硝、前胡、黑白丑、沉香各 10g，甘草 3g，陈皮 5g，厚朴 12g。此方治疗总结，其中精神分裂症 56 例、早老性精神病 12 例、症状性精神病 3 例，结果痊愈 23 例、好转 19 例、无效 29 例，总疗效为 59.1%（以上资料摘自 1962 年《中医杂志》——祖国医学对精神病治疗的探讨）。

⑦归脾：即归脾汤，见"神经衰弱"。

⑧定志丸：出《千金方》。石菖蒲、炒远志（甘草汤泡去心）各 60g，茯苓、人参各 30g，研为细末，炼蜜和丸，如梧桐子大，朱砂 10g 为衣，每服 10 丸至七八十丸，食后米饮或滚汤送下。亦可作汤服。目能近视者，每服 10g，龙眼汤送下。血虚加当归，有痰加橘红、半夏、甘草、干姜。功能补心强志，治一切神志不清，惊悸淡忘，言语无伦次，喜笑发狂、色伤泄精，以及近视不能远视。

【按语】精神分裂症是常见的精神病，好发于青壮年。主要表现为精神活动脱离现实的环境，思维、情感、行为三者互不协

勉斋医诀与医话

调，丧失自制力和适应社会环境能力。本病原因不明，可能由遗传因素、心理社会因素、生化代谢因素等交织在一起而引发。

一般药物治疗很重要，常用安定剂迅速控制兴奋，消除幻觉妄想。急性精神分裂症氯丙嗪为好，在剂量上个体差异很大，用药原则应系统规范，必须早期、足量、足疗程。从开始用药后，药物应达到治疗剂量，并维持用 2～6 个月。对较高剂量应用者，必须密切关注不良反应。门诊用药量应低于住院患者，一般情况下不能突然停药。

癫痫（定风波）

羊痫风，间歇发作，抽筋窒息无定。原因机理，相当复杂，一方医难准。遂心丹[①]，曾有人，用不对头起矛盾。三因，驱虫称妙功[②]，加检毋慢。

相传杨氏，夸衣钵，五痫神应丸[③]，违名符其实。小儿诸痫，定痫[④][⑤]断痫[⑥]怎去取？君试看，解毒活血[⑦]岂灵丹。首先，通过学习，获得治安。

【注释】

①遂心丹：出《济生方》。甘遂 10g 为末，取猪心血和药，入猪心内，缚定、纸裹煨熟，取末，入辰砂末 3g，分作 4 丸，每服 1 丸，将心煎汤调下，大便下恶物为效，不下再服，治风痰迷心癫痫及妇人心风血邪。

②妙功：即妙功丸（《三因方》）。雄黄、鹤虱、雷丸、胡连、

黄芩、青皮、陈皮、丁香、沉香、木香、三棱、莪术、乳香、麝香、熊胆、甘草、大黄、赤小豆、轻粉、巴豆、黑丑。以上各研末，六曲、朱砂为丸，每服1丸，日一服。

③五痫神应丸：出《景岳全书》。全蝎、蜈蚣、白附子、皂角、胆星、姜半夏、炒僵蚕、生矾、朱砂、麝香。

④定痫丸：出《医学心悟》。天麻、菖蒲、远志、珍珠母、丹参、麦冬、川贝母、琥珀、僵蚕、全蝎、黄芩、黄连、胆星、茯苓、茯神。研为末，以竹沥、姜汁、甘草煎熬，辰砂为丸，弹丸大。

⑤加减定痫丸：出《证治准绳》。赤脚蜈蚣1条（酒浸，炙、去头足），蝎梢（去毒）、乌梢蛇肉（酒炙）、生白附子、天南星、姜半夏各8g，熊胆、白矾（新瓦上煅枯）各4g，研末，稀面糊为丸，如梧桐子大，朱砂为衣。每服2～3丸，薄荷汤送下。治小儿诸痫。

⑥断痫丸：出《证治准绳》。皂角三挺（盈尺者去皮槌碎，水三斤浸收汁、滤过、瓷器内熬成膏），白矾（煅枯研细）45g，蝎梢（炒）、白僵蚕、雄黄（另研）、朱砂（另研）、白附子15g，麝香3g（另研）、乌梢蛇（酒浸取肉焙干）8g，南星（湿纸裹炮熟）30g，赤脚蜈蚣1条（酒浸炙去头足），研为末，水煮半夏糊和前项皂角膏为丸，如梧桐大，每服三五丸，生姜汤磨化下。治小儿诸痫痰盛。

⑦解毒活血汤：出《医林改错》。石菖蒲5g，当归10g，丹参10g，生地18g，赤芍10g，红花5g，连翘12g，生甘草3g，桃

仁 10g。牛黄清心丸 10 颗，每服 1 颗，日 2 次，随药送。治脑肿瘤后遗症之癫痫。

【按语】 癫痫是指多种原因引起大脑神经元反复发作异常放电所致的暂时性大脑功能障碍。病因有原发性和继发性。原发性多见于儿童或青春期，与遗传有关；继发性常由脑先天性疾病、外伤、感染、中毒、颅内肿瘤、脑血管疾病、脑变性疾病等因素引起。治疗方法上，对症治疗主要是抗癫痫药物的应用，如苯妥英纳、卡马西平、苯巴比妥等。发作时防止跌倒、咬伤舌头，尽快注射安定 10mg，以控制发作。随时处理并发症。

脑震荡（梅花引）

脑震荡，勿仓惶，没有明显的损伤。一煞时，一刻时，短暂昏迷，怪得形如尸。针刺①急救快回苏，通关②开窍勿惊呼，宁神③中，加息风。须信灵犀，自然会相通。

树信心，下决心，小病勿治大祸临。试对比，相对比，琥珀安神④，溴剂⑤巴比⑥拟。朱砂药理究如何？千古闷芦谁打破。加减法，勿偏狭，灵活运用，大忌推压。

【注释】

①针刺：出《针灸学讲义》。人中、百会、涌泉、十宣。

②通关：即通关散（《丹溪心法》）。细辛、猪牙皂角，各等分，研末吹鼻取嚏。

③宁神：即息风宁神汤，经验方。石决明30g，钩藤25g，白芷10g，当归12g，木通10g，茯神25g，川芎6g，菊花10g，蔓荆子12g，红花6g，水煎服。

④琥珀安神：经验方。辰砂2g～3g，琥珀3g，冬桑叶10g，甘菊10g，龙齿12g～30g。痰声如锯加天竹黄、川贝、石菖蒲。小便失禁加金箔。恶心呕吐加紫丁香、砂仁、淡豆豉、姜竹茹、苏梗、藿香梗。头痛加明天麻、蔓荆子、白蒺藜。耳聋、耳鸣加灵磁石、石菖蒲。失寐加枣仁、远志、茯神、炙草。内有瘀血加参三七、赤芍、丹参、地鳖虫、泽兰、桃仁、红花。

⑤溴剂：即溴化钙。

⑥巴比：即苯巴比妥。

【按语】脑震荡是脑外伤的一种后遗症，脑外伤包括头皮裂伤和颅内血肿两种情况。在治疗方法上，主要进行外科手术治疗，并时刻注意意识和精神情况，争取时间。如手术清除血肿，需用止血剂、脱水剂，严密观察病情，及时对症处理。

在脑外伤缓解后，出现脑震荡后遗症时，要养脑、护脑，中西医结合进行辨证论治，包括补肾养髓、开窍醒脑、治痰化瘀的方法。

其他

糖尿病（河传）

糖尿，探讨，药滔滔，桂附八味①古调。玉液②滋膵③有疗效，饮食控制亦重要。

千金黄连丸④加味，密陀僧⑤，茄根⑥或酒下，蚕茧汤⑦，玉米须⑧，菠⑨芹⑩，做膳法周到。

【注释】

①桂附八味：即八味丸（《崔氏方》）。干地黄、山药、山萸肉、泽泻、丹皮、茯苓、肉桂、附子。

②玉液：即玉液汤（《医学衷中参西录》）。主治消渴症。生山药30g，生黄芪15g，知母18g，生鸡金6g。

③滋膵：即滋膵饮（《医学衷中参西录》）。主治消渴。生箭芪15g，大生地30g，生淮山30g，净萸肉15g，生猪胰子10g（切碎）。上五味将前四味煎汤，送服猪胰子一半，至煎渣时，再送服余一半。若遇中上二焦积有实热、脉象洪实者，可先服白虎加人参汤数剂，将实热消去强半，再服此汤亦效。

④千金黄连丸：古方化裁，详见1961年第5期《中医杂志》。生鸡金、生地、花粉、地骨皮、杜仲、生蒲黄、桑螵蛸、青木香、肥知母、黄连。

⑤密陀僧：出《本草纲目》。密陀僧 60g 研末汤浸，蒸饼丸，梧子大，浓煎蚕茧汤或酒下，一日 5～30 丸，不可多服，五六日后以见水恶心为度，恶心时以干物压之，日后自定，甚奇。

⑥茄根：治消渴。

⑦蚕茧汤：李时珍曰："蚕茧汤方书多用煮汤治消渴，古方亦称之。"

⑧玉米须：曾有人试验过，用玉米须煎汤给糖尿病患者吃，可以暂时性的使糖尿消失。

⑨菠：即菠菜。治消渴引饮，以至一石者，菠菜根、鸡内金等分为末，饮服 3g，一日 3 次。

⑩芹：即芹菜。患糖尿病者做膳食之用。芹菜一斤，切碎，开水焯后连汤食用，或绞汁后饮服。

【按语】糖尿病是由于胰岛素绝对或相对缺乏所引起的一种内分泌代谢性疾病。有原发性与继发性两类。

在治疗方法上，有口服降糖药，或注射胰岛素。一般口服降糖药对肝肾有一定损害，而胰岛素相对副作用小，但要防止低血糖的发生。糖尿病患者主要是防止并发症的发生，这方面中医药有较好的防治方法。

甲状腺肿大（高阳台）

甲状腺肿，呈对称性，漫肿逐渐形成。基本原因，由碘缺乏增生。重症今称为腺瘤，不一定，刀圭独精。

从古来，治瘿良方，早就闻名。

君不见《证治准绳》，例如玉壶散^①，五海^②消瘿^③，治瘿瘤方，却把它服用频。追思科研在前进，海藻丸^④，黄独堪遵^⑤。更注意，多吃海带，碘盐和羹。

【注释】

①玉壶散：出《证治准绳》。海藻（洗）、海带（洗）、昆布、雷丸各30g，青盐、蓬莪术各15g，研为细末，陈米饮或炼蜜和丸，如榛子大，嚼化，治三种瘿。

②五海：即消瘿五海饮（《证治准绳》）。海带、海藻、昆布、海蛤、海螵蛸各15g，煎汤当茶饮，治瘿瘤。

③消瘿：即消瘿散（《证治准绳》）。海藻（酒洗）、海带（酒洗）、昆布（酒洗）、海马（酒炙）、海蛤壳（煅）、石燕（煅）、海螵蛸各30g，研为末，清茶调下治瘿气，含化丸，并用灸法，以收全功。

④海藻丸：出《证治准绳》。海藻（洗晒）、川芎、当归、官桂、白芷、细辛、藿香、白蔹、昆布（洗晒）、明矾（煅）各30g，海蛤（煅）、松萝茶各22g，研为细末，炼蜜为丸，如弹子大，每次服1丸，食后含咽下。治瘿瘤。

⑤黄独堪遵：黄药子为主治疗甲状腺肿瘤，浙江医科大学中医肿瘤研究组处方。黄药子（酒炒）15g，海藻10g，昆布10g，川芎6g，土贝母10g，当归10g，天台乌药6g，八月札10g，浮海石15g。活血理气，软坚散结。每日1剂，水煎，分两次服。本

方治疗甲状腺肿瘤 37 例，其中痊愈 11 例，显效 5 例，有效 17 例，无效 4 例，总有效率在 86.3%。黄药子有小毒，长期、过量服用对肝肾有一定损害，必须引起注意。

【按语】甲状腺肿大是指单纯性甲状腺肿，不伴有甲状腺功能异常。有散发性与地方性两种，前者病因包括身体需碘增加、摄入致甲状腺肿的植物和药物，或饮用含钙、氟量高和细菌污染的水等；后者由于地方性缺碘，见于远离海洋的山区。

防治方法：食盐加碘，碘与盐的比例为 1:10000，即每克盐中约含碘 75μg。治疗用碘剂：碘化钾 10mg，日服 1 次；干甲状腺片，每日服 0.03~0.04g。若有明显压迫症状，可作部分切除。

帕金森综合征（摸鱼儿又一体）

帕金森综合征，治疗实难确准，手部震颤最为明显，好似节律快速，难约束，搓丸药，行走时手臂不联合动作。有时梅毒，与血管硬化，脑炎以后，发病相连续。

震颤麻痹症，全身强直头倾，肘股关节弯曲，表情呆钝，面具脸受着拘束。如此药疗困难，针治[1]可能轮转轴，古书难找，帕金森重在研究，强调相勉勖。

【注释】

①针治：即针灸治疗。

【按语】帕金森病最常见锥体外系运动障碍。病因不明，在部分动脉硬化，脑血管病意外，昏睡性脑炎，铅、锰、一氧化碳及药物中毒，颅内肿瘤，颅脑创伤，慢性肝脑变性及其他神经系统变性疾病，均可出现与帕金森病类似的临床表现和病理变化。主要症状为：震颤（多数病例以震颤开始），肌肉强直（尤其屈肌张力增高明显，出现"铅管状"或"齿轮状"抵抗），运动减少（主要表现为随意运动减少、减慢，迈步十分困难），姿势反射减退（随着病情发展，患者坐或站时常向后倾，或倾向一侧）。治疗以西药为主，必要时可以手术治疗。

药物治疗，抗胆碱能药物一般可选用苯海索 $1 \sim 2mg$，3 次/日，对早期轻症患者有缓解作用。东莨菪碱 $0.2 \sim 0.4mg$，3 次/日。左旋多巴 $250 \sim 500mg$，3 次/日，以后每隔 $3 \sim 5$ 日增加剂量 $125 \sim 750mg$，直到疗效显著而不良反应尚轻为度。用药期间，应注意心律、心率和血压，做心电图、血常规、尿常规检查。有青光眼、严重精神病、溶血性贫血者禁用，有高血压、心血管病、肝、肾、血液及内分泌疾病者慎用。应用本药时，禁用维生素 B_6、单胺氧化酶抑制剂、酚噻嗪类药、三环类抗抑郁药、安定药、利血平和呱乙啶。其他还有多巴加强剂，多巴胺受体激动剂。也可手术治疗，但术后可能出现偏瘫、失语等并发症。

外科

常见外科疾病

胆囊炎（鹧鸪天）

胆囊炎防护磋商，饮食物忌脂肪。古人只指胁痛，不明了机理处方。

四逆散[①]，合蒲金[②]，龙胆风化硝制军，利胆重用金钱草，痛加木香与金铃[③]。

【注释】

①四逆散：见"慢性肝炎"。

②蒲金：即蒲公英、广郁金。

③金铃：即金铃子散，见"慢性肝炎"。

【按语】80％的急性胆囊炎是因胆囊管梗阻、胆囊内有结石引起的。B超可见胆囊增大，胆囊壁增厚，胆囊内出现光团、声影。血常规检查，白细胞和中性粒细胞增加。

治疗期间应卧床休息，禁食或低脂饮食，补液，纠正水、电解质和酸碱平衡，抗感染，解痉止痛，或及时配合中药治疗。在药物治疗效果不佳的情况下也可以手术治疗。

肝脓肿（祝英台近）

肝脓肿，即肝痈，多属于热证。腹部检查，压叩痛体认，腹部呼吸受限，便溺艰难，肝与胆，影响同病。

论治法，龙胆泻肝①以外，手术引流频。赤豆当归②，半枝莲制军，再加银③蒲④桃仁，解毒行瘀，制乳没，止痛宁神。

【注释】

①龙胆泻肝：即龙胆泻肝汤，见"慢性肝炎"。

②赤豆当归：即赤小豆当归散（《金匮要略》）。

③银：即银花。

④蒲：即蒲公英。

【按语】 肝脓肿有细菌性与阿米巴性两种。二者均有发热、肝区疼痛和肿大，但在病因、病程、临床表现、治疗方法上各有特点。

细菌性肝脓肿是严重的疾病，应早期诊断，积极治疗。一是做好全身中毒症状的支持疗法，给予充分营养，纠正水、水解质平衡，必要时可多次少量输血和血浆以增加抵抗力。二是抗生素治疗，选择适当，剂量要大、要足。三是配合手术治疗，如脓肿引流或切除病肝。

阿米巴性肝脓肿早期无典型症状，起病缓慢，病程长，发热较低。阿米巴原虫从结肠溃疡侵入门静脉分支而进入肝内，一般为单发。治疗以非手术疗法为主。可用抗阿米巴药物，如甲硝唑（灭滴灵）、磺胺咪唑、磷酸氯喹，或吐根碱、中药白头翁，或反复穿刺抽脓治疗，均有很好效果。

胆结石（一萼红）

胆石症，它与胆囊炎，常一起存在，胆管阻塞，出现黄疸，绞痛令人发呆。但治标，无足轻重，可以说，止痛徒徘徊。明确诊断，造影要紧，不疑猜。

手术固然重要，内服排石汤①②，古方化裁，三黄之类，龙胆泻肝，坚决攻此堡垒，如肝郁血滞患者，膈下逐瘀汤加减③开，火硝④攻坚散结，方从何来？

【注释】

①排石汤：经验方。茵陈 15g，木香 6g，枳壳 6g，黄芩 6g，黄连 6g，大黄 6g。详见遵义医学院《全国中草药展览会技术资料选编》。

②排石汤加味：出《中医学讲义》。川连、黄芩、广木香、枳壳、大黄、芒硝、金钱草。黄疸加茵陈，恶心呕吐加竹茹、半夏。

③膈下逐瘀汤加减：出《中医学讲义》。当归尾、赤芍、郁金、莪术、五灵脂、川芎、青皮、茵陈、金钱草。

④火硝：即火硝散，经验方。滑石 36g，明矾 12g，郁金 18g，火硝 10g，枳壳 10g，甘草 10g，麝香 1g（若缺可代之以木

勉斋医诀与医话

香，用量5g）。上药共研细末，每服6g。金钱草汤送下，日3次。

【按语】胆结石病为我国的常见病，胆囊结石与胆管结石之比为1.5∶1。胆囊结石，开始时常无症状，或仅有轻微的消化道症状，以后随着结石的大小、部位、是否梗阻、有无炎症而症状各异。单个大结石常无症状，当结石嵌顿于胆囊颈部时可出现一系列症状。胆绞痛是典型症状，表现为右上腹阵发性绞痛，并向右肩背放射。

非手术治疗：促使胆汁分泌，50%硫酸镁10～15mL，3次/日；胆绞痛治疗，禁食、胃肠减压和静脉补液，用硝酸甘油酯0.6mg，每4小时1次，含于舌下。阿托品0.5mg，每6小时肌注1次，必要时肌注杜冷丁50mg。抗生素，如青霉素，氨苄青霉素，或先锋霉素。溶石治疗，鹅去氧胆酸1.5g/日，或熊去氧胆酸0.5g/日。还可以采取体外碎石。手术治疗，原则上采用胆囊切除术。

胆道蛔虫症（好事近）

胆道蛔虫症治疗，发现时代很早，惜哉病名乖违，乌梅丸[①]潦倒。

甘草粉蜜[②]弄不清，良药弃于地，其实粉是铅粉，那争论徒费。

【注释】

①乌梅丸：出《伤寒论》。乌梅、细辛、干姜、黄连、当归、

附子、蜀椒、桂枝、人参、黄柏。

②甘草粉蜜汤：出《伤寒论》。甘草、白粉、白蜜。

【按语】蛔虫有喜爱钻孔的习性，若由十二指肠乳头钻入胆道，可致胆道阻塞、胆绞痛、胆道感染等一系列症状。一般治疗需解痉镇痛，利胆驱虫，控制感染。对重症或出现并发症的则宜行胆总管切开取虫并引流。

急性胰腺炎（塞翁吟）

急性胰腺炎，上腹部痛特重，甚则如刀割痛，其他辨证中，单纯性少阳苔脉，瘀热苔脉不同。《伤寒论》，死读空，要灵活运用。

毋恐，柴胡桂枝干姜汤①，治此症，天衣无缝。清胰汤②，疏肝清热，通府气，相互之间，古今同功。清胰二号③，并发他症，胆道蛔虫。

【注释】

①柴胡桂枝干姜汤：出《伤寒论》。柴胡、桂枝、干姜、栝楼根、黄芩、牡蛎、甘草。

②清胰汤：即清胰一号（《急腹症手册》）。柴胡15g，黄芩10g，胡黄连10g，杭白芍15g，木香10g，元胡10g，大黄15g（后下），芒硝10g冲服。用于水肿性胰腺炎。

③清胰二号：出《急腹症手册》。柴胡15g，黄芩10g，胡黄连10g，木香10g，杭芍15g，槟榔15g，使君子15g～25g，苦楝

勉斋医诀与医话

根皮 15g～25g，芒硝 10g（冲服）。用于蛔虫性胰腺炎。

【按语】 急性胰腺炎系胰腺酶自身消化胰腺引起的炎症，轻者胰腺充血、水肿，重者出血、坏死，常危及生命，并发症多，死亡率高。主要临床表现为腹痛、腹胀、腹膜炎体征、休克、出血等。腰部出现蓝－棕色斑（又称格雷·特纳征），即出血坏死性胰腺炎患者腹部、腰部出现的瘀斑，或脐周围蓝色改变（卡伦征）。

非手术治疗，禁食 1～3 日，胃肠减压；静脉输液，应用抗生素，解痉止痛。手术越早越好。早期主要是剖腹引流含胰酶、毒性物质等的液体和清除坏死组织，后期主要处理胰腺和胰外感染及并发症。

肠梗阻（满路花）

肠梗阻治疗，区别虚实外，应紧急处理，毋稍懈。虚则用补，建中①须用大。阴霾一扫空，附子粳米②，治切痛如解带。

对实证，大忌上方。甘遂通结汤③，肠腔有积液，下数行。复方大承气④，消积又通肠，肠粘连缓解⑤，轻症梗阻，不如排气⑥适当。

【注释】

①建中：即大建中汤（《金匮要略》）。蜀椒、干姜、人参、饴糖。

②附子粳米：即附子粳米汤（《金匮要略》）。附子、半夏、粳米、甘草、大枣。

③甘遂通结汤：经验方。甘遂末0.5～1.2g，桃仁10g，赤芍15g，牛膝10g，厚朴15～30g，大黄10～24g（后下），木香10g。适用于重型肠梗阻，气胀较重者。

④复方大承气：即复方大承气汤：经验方。厚朴30g，炒莱菔子30g，枳壳10g，桃仁10g，赤芍15g，大黄15g（后下），芒硝10g～15g（冲服）。适用于一般肠梗阻，气胀较轻者。

⑤肠粘连缓解：即肠粘连缓解汤，经验方。厚朴10～15g，木香10g，乌药10g，炒莱菔子10～15g，桃仁10g，芒硝6g（冲服），番泻叶6g（后下）。方中芒硝、番泻叶各6g，莱菔子10～15g，若用量尚嫌其过重，可减量或经去之，改用景岳排气饮去枳壳、泽泻，加番泻叶3g足矣。

⑥排气：即排气饮（《新方八阵》）。枳壳、香附、木香、乌药、沉香、厚朴、泽泻、藿香。

【按语】肠梗阻可由多种因素引起，一般分三类：一机械性肠梗阻（肠壁本身、肠腔内或肠管外的各种器质性病变造成肠道狭窄或闭塞）；二动力性肠梗阻（各种原因导致肠壁肌肉舒缩紊乱，失去蠕动能力，使肠内容物不能有效排出）；三缺血性肠梗阻（由于肠系膜血管病变，引起肠壁缺血，继而引起蠕动障碍，造成肠梗阻）。不论采取何种治疗，纠正肠梗阻所引起的脱水、电解质和酸碱平衡紊乱，行胃肠减压以改善梗阻部位以上肠段的血液循环，及控制感染等皆属必要。一般用非手术治疗，中西医

勉斋医诀与医话

结合，如中药泻下，内服液体石蜡、生豆油等。麻痹性肠梗阻用新斯的明注射，或腹部芒硝热敷。手术治疗主要是针对机械性肠梗阻，一般在非手术治疗无效或病情危急时采用。

肠绞痛（梁州令）

被迫受苦辛，地霸牛鬼蛇神，弄得肠子枯瘪甚，险些儿痛伤命。

岂取香油①疗自病，一瓢曲能伸，今日太阳光芒，普照大地皆春。

【注释】

①香油：即菜油，烹调时气味甚香，故称香油。民间验方，如农民在田间劳动，或在深夜时突然肠绞痛，急用香油一匙或一盏，服下其痛立止。

【按语】肠扭转或肠套叠均可引起肠绞痛，本文所指的是一般、轻浅的肠绞痛。在临床上明确诊断的前提下进行处理，然后可用药物治疗或手术治疗，如手术复位等。

急慢性阑尾炎（念奴娇）

大黄牡丹皮汤①，治阑尾，掌握特点莫失。加减②复方③更底细，银翘归甘枳桔。乳没贯青，金虎甲片，脉盛厚腻苔，看清肠饮④⑤，良药能起跛蹩。

其次黄附⑥温清，并行不背例，古用继绝，慢性薏苡附子败酱散⑦，莎陈丹华⑧三物，常用红藤⑨，苡⑩芍⑪加味，听鸿辨证说，大小肠痈，不外瘀阻寒热。

【注释】

①大黄牡丹皮汤：《金匮要略》。生大黄、牡丹皮、桃仁、冬瓜仁、芒硝。

②加减：即加减大黄牡丹皮汤，见兰州市卫生局编《中医验方选编》。大黄45g，芒硝10g，当归12g，冬瓜仁15g，银花1g，丹皮10g，连翘24g，枳壳3g，桔梗3g，甘草3g。芒硝另包，分3次，每次3g，临服时冲服。如遇病人腹痛呕吐者，可以酌情不加。适应证：①典型腹痛史，突发的腹痛起自上腹部或脐周围，数小时后转移至右下腹，常伴有恶心、呕吐等症状。②右下腹局限性压痛、反跳痛和腹肌紧张。③血中的白细胞总数及中性粒细胞明显提高。兰州市第一人民医院以中药大黄牡丹皮汤与败酱散（原方加当归）交替使用治阑尾炎，治愈率达100%。大黄牡丹皮汤中芒硝增强阑尾腔压力，亦可改善局部血液循环。尤对梗阻型者，是治疗首要条件。

上述两种方法，好似矛盾，其实也不难理解，例如小柴胡汤治疟有关人参之用与不用问题，主要依据邪正消长为先决条件。温病热入心包，用清心解毒开窍诸法，是为常规疗法，但有时人参可与牛黄同用，例如牛黄至宝丸是。又如附子泻心汤证，附子与"三黄"合用，《金匮要略》腹满寒疝宿食病脉证篇温下法，大黄与附子、细辛合用。由此可知，大黄牡丹皮汤与薏苡附子败酱散交替使用，是体会到古人深邃经验基础上，针对疾病的机理，为本病治疗开辟了新的道路。

③复方：即复方大黄牡丹皮汤，载 1957 年 12 月《浙江中医杂志》。生大黄、元明粉、瓜蒌仁、桃仁、丹皮、乳香、没药、炙甲片、琥珀（冲）、金铃子、元胡索、青皮、贯仲。复方大黄牡丹皮汤较大黄牡丹皮汤原方在止痛行瘀方面尤为得力，不仅早期，即中、晚期的阑尾炎，只要脉转洪盛、舌苔厚腻，均可应用。

④清肠饮：见 1959 年第 4 期《中医杂志》。银花 30g，当归 15g，地榆 15g，麦冬 10g，元参 10g，薏苡仁 30g，槐米 10g，黄芩 6g，生甘草 10g。本方由《石室秘录》救肠排毒至圣丹原方加味而成。

⑤加味清肠饮：1955 年 10 期《上海中医杂志》。金银花、当归、地榆、麦冬、元参各 30g，薏苡仁 15g，生甘草 10g，黄芩 6g。治愈急性阑尾炎 42 例当中，除 3 例未按医嘱服药治疗转外科手术外，其余 39 例全部治愈。

⑥黄附：即大黄牡丹皮汤与薏苡附子败酱散合剂。薏苡仁 30g，附子 6g，败酱草 30g，大黄 10g，丹皮 10g，桃仁 6g，瓜蒌仁 10g，元明粉 10g。

⑦薏苡附子败酱散：即加味薏苡附子败酱散，经验方。薏苡仁、附子、败酱草、当归、川芎、白芍。

⑧莎陈丹华：红花、陈皮、香附。

⑨红藤：即七味红藤散，经验方。红藤 30g，地丁草 30g，乳香 6g，没药 3g，金银花 12g，生甘草 6g。此药应根据患者的体

征，随证加减，一般两三剂后即可奏效，且药性平和，无副作用，对于疼痛发热等症状能迅速减轻，每日服1剂，约10日左右肿块即可消退。

⑩苡：即加味薏苡汤，经验方。薏苡仁、桃仁、冬瓜仁、丹皮、当归、芍药、乳香、陈皮、败酱草。

⑪芍：即加味芍药甘草汤，经验方。芍药、甘草、肉桂。

【按语】阑尾炎是阑尾管腔阻塞，为最常见的急腹症。其诊断方法有结肠充气试验、腰大肌试验、闭孔内肌试验、直肠指诊等，同时血常规检查见白细胞及中心粒细胞升高。

治疗方法有非手术与手术治疗两种。非手术治疗为抗感染治疗、中医药治疗等，手术治疗多早期外科手术切除。

皮肤病

皮肤瘙痒症（解佩令）

皮肤瘙痒，单纯无妨。好多病，有此倾向；排除本病，老年缺脂萎缩，分泌少，寒冷预防。

以上情况，镇静为上，苯海拉明，内服适量。新针疗法①，全身搔最简当，苍耳②试尝。

【注释】

①新针疗法：针法穴位参阅《农村常见病防治手册》。

②苍耳：即苍耳子根叶，《常见病验方新编》。全草 30g，切碎，煎汤一碗，服半碗，另半碗少加水，外洗瘙痒部。

【按语】皮肤瘙痒症是一种无原发性皮损的皮肤瘙痒。一般分为局部与全身性两种。治疗方法上，一针对病因给予治疗；二全身治疗，口服镇静药（如安定片）和抗组织胺药（如赛庚啶）；三局部治疗，外用止痒药，如 5% 樟脑酒精、炉甘石洗剂、1% 薄荷脑软膏、1% 达克罗宁洗剂或乳剂。

湿疹（莺啼序）

大凡湿疹分型，例如热毒著，浸淫疮，用黄连粉①，龙胆泻肝②可取。其症状，瘙痒颇甚，黄水淋漓糜烂腐。古理法，泄心清火，确实有据。

其次分型，脾虚湿重，湿泡密密布。其病损，颜色黯淡，渗出液流足趾。论治法，健脾为主，并利湿，两者配伍；胃苓汤③，五皮④加减，促使湿去。

湿挟风热，全身散布，如红粟无数瘙痒甚，搔破出血，或面部多，呈脂溢性，河间独步，防风通圣⑤，大便秘结，汗清下法一齐攻，凉消散⑥，义同一条路。小儿湿疹，化毒丹⑦有二首，辨治调服勿误。

湿疹外治，急亚二性，黄柏⑧青黛⑨敷。煅石膏⑩，加凡士林，麻油四两，如法制就，热去湿除。慢性湿疹，硫黄⑪藜芦⑫，配制成软膏外敷用；割耳法⑬，稍出血为度，应加注意事项，饮食宜忌，勿使失措。

【注释】

①黄连粉：出《金匮要略》。尤在泾注释曰：黄连粉，方未见。大意以此为湿热浸淫之病，故取黄连一味为粉用之，苦以燥湿，寒以除热也。

②龙胆泻肝：即李东垣龙胆泻肝汤。龙胆草、柴胡、泽泻、车前子、木通、生地黄、当归尾、栀子、黄芩、甘草。

③胃苓汤：出《证治准绳》。苍术、厚朴、陈皮、白术、茯苓、泽泻、猪苓、甘草、肉桂，加姜、枣煎。

④五皮：即五皮饮加减方，经验方。茯苓皮、五加皮、海桐皮、白鲜皮、晚蚕砂等。

⑤防风通圣：即防风通圣散，刘河间方。防风、川芎、当归、芍药、大黄、薄荷、麻黄、连翘、芒硝、石膏、黄芩、桔梗、滑石、生甘草、荆芥、白术，加生姜煎。

⑥凉血散：即凉血消风散，经验方。生地、当归、荆芥、防风、牛蒡子、蝉衣、知母、生石膏、麻仁、苍术、木通、生甘草。

⑦化毒丹：经验方一，牛黄 1.5g，轻粉 30g，研细末。治大便秘结。经验方二，牛黄 1.5g，琥珀 30g，研细末，治大便不干。以上二方用量：每日 0.15g～1.5g，蜂蜜少许调服。

⑧黄柏：即黄柏散，经验方。黄柏、五倍子各等分，共研细末，麻油调敷。

勉斋医诀与医话

⑨青黛：即青黛散，经验方。青黛15g，海螵蛸32g，石膏120g，冰片3g，共研细末，麻油调敷。

⑩煅石膏：即煅石膏散，经验方。煅石膏45g，制炉甘石30g，滑石10g，枯矾5g，蛤粉30g，共研细末，加凡士林180g，麻油125g，加热拌匀，再调入30%黄柏末，外敷。

⑪硫黄：即硫黄散，经验方。硫黄15g，雄黄10g，广丹8g，白矾5g，明矾3g，轻粉5g，蛤粉20g，五倍子15g，煅石膏15g，共研细末，配成20%软膏外敷。

⑫藜芦：即藜芦膏，经验方。藜芦30g，苦参30g，麻油250g，煎枯去渣，再加松香30g烊化，放凉后加黄蜡适量，最后加雄黄末30g，枯矾末30g，调膏外敷。

⑬割耳法：用锋利小刀或碎瓷片一块，酒精消毒后，在耳朵前后横纹交起处，划两道小口，稍挤出血，每隔二三日做一次。

【按语】一般认为湿疹与变态反应有较密切关系，有的患者对食物（如鱼、虾、牛羊肉等）与吸入物（花粉、尘螨、羽毛等）敏感，也可能与遗传、某些疾病所引起的机体变化有关。

在治疗方法上，首先要除去可疑病因，避免局部刺激，在此基础上，内服抗组织胺药物和镇静安定剂，有感染者用抗生素。外用药物根据皮损选药，如消炎、抗菌剂。

荨麻疹（昼夜乐）

荨麻疹悠忽来去，过敏性，没差异，不论虾蟹为物，花粉寒冷相遇。风团出现瘙痒甚，最触目，注意色素。抗组织胺药，彼此不抵牾。

誓消顽敌好部署。七星剑①，血热型，清凉解毒适应，生首乌②效应著，地骨功劳豨莶草，清风散③，可加考虑。遗恨通套方，横直一条路。

【注释】

①七星剑：即七星剑方（《外科正宗》）。苍耳头、野菊花、豨莶草、地丁草、半枝莲各10g，蚤休6g，麻黄3g。加减方：麻黄、豨莶草、地丁草、野菊花、蚤休、半枝莲、紫草、赤芍、紫背浮萍。七星剑加减方用治血热型荨麻疹有一定之良效，尚可加大青叶、生地、丹皮等凉血清热，以加强其疗效。

②生首乌：有泻下作用，制首乌有养血祛风之功，使用时要注意有一定的针对性。

③清风散：出《太平惠民和剂局方》。荆芥、甘草、党参、茯苓、僵蚕、川芎、防风、藿香、羌活、蝉衣、陈皮、厚朴。

【按语】荨麻疹又称风疹块，可以是一个独立的疾病，也可以是其他疾病的症状之一。致病原因很多，如食物、药物、生物制品、微生物产物、粉尘等过敏均可发生荨麻疹。

西医的治疗强调排除病因，并选择适当的抗组织胺药物，病情严重者可皮下注射1∶1000的肾上腺素，0.3～0.5mg/次。反复发作的慢性荨麻疹，除抗组织胺药物外，可酌情选用利血平、氨茶碱、6－氨基己酸等口服，也可注射胎盘组织或静注葡萄糖酸

勉斋医诀与医话

钙。外用炉甘石洗剂外搽。

神经性皮炎（暮山溪）

特点搔痒，神经性皮炎。留痂不糜烂，常对称，在颈项间，扩散四肢，妨害更严重，通宵难成眠。

单方领先，疗效永向前。用鲜丝瓜叶[①]，大蒜头[②]，连擦七天，喜树皮膏[③]，成药土槿皮酊，好钻研，莫迁延，鸡蛋醋浸泡。

【注释】

①鲜丝瓜叶：出《上海常用中草药》。鲜丝瓜叶洗净，捣烂，搽擦患处，直到皮肤发红为止，隔日一次，7次为一疗程，患处不要用水洗。

②大蒜头：出《上海常用中草药》。大蒜头3个，剥去外衣，捣烂，用纱布包好，浸入米醋（可加少量硫黄）片刻，取纱布包擦患处。每天早晚两次，连擦一星期。

③喜树皮膏：经验方。喜树皮煎膏外敷。

【按语】神经性皮炎是以阵发性剧痒和苔藓样病变为特征的慢性炎症性皮肤病，一般认为系大脑皮层兴奋和抑制功能失调所致。治疗方法，一消除病因，避免抓痒烫洗，忌饮酒、浓茶、咖啡及食用辛辣刺激性食物。二内服安定镇静类或抗组织胺药物。三病情重而播散者，可用普鲁卡因封闭或钙剂静脉注射。四局部可用各种皮质类固醇制剂，如地塞米松霜。

神经性皮炎（秋思耗，又一首）

神经性皮炎，其特点，顽固搔痒独占，颈肘腘骶，对称分布，惹人憎厌，中医叫皮疸。过去大多用针砭，滚刺针①，莫纤纤。口服维生素②，局部封闭③，医疗方法多种，近攀远瞻。目前，无限争先，喜树剂④，发明科研。核桃树枝⑤，活黄蚂蚁⑥，特出有验。有用醋泡鸡蛋⑦，杏仁去皮尖⑧，皮炎水⑨，配伍全。据传土槿酊，成药购买方便，有人一搽即痊。

【注释】

①滚刺针：见 1971 年 3 月 6 日《解放日报》。采取具有刺得快、刺得深、刺激面积大特点的滚刺疗法（即梅花针刺法）。

②维生素：内服各种维生素，尤其是维生素 C。

③局部封闭：用 0.25% 普鲁卡因、醋酸氢化考的松或复方奎宁等药。

④喜树剂：方法多种，可以煎洗。

⑤核桃树枝：出《全国中草药新医疗法展览会资料》。即 7054 注射液。核桃树枝煎剂 300mL，0.5% 盐酸普鲁卡因 200mL。制法：取当年核桃树枝 50g，加蒸馏水 1000mL 煎至 300mL，滤除药渣，滤液分装 10 瓶，30 分钟消毒即得。用法：于病灶基底部采取封闭式皮下注射。剂量视病灶大小而定，每日 1 次。

⑥黄蚂蚁：出《全国中草药新医疗法展览会资料》。取活黄

蚂蚁去头，挤出内脏浆汁涂患处，6~8天一次。涂患处4~6小时后，患部皮部有刺激性疼痛，随后出现红、热，形成片状丘疹性皮炎，再敷磺胺软膏2~3天，结痂、瘙痒消失，4~5天脱痂、皮肤光滑柔软而痊愈。

⑦醋泡鸡蛋：经验方。浸闭半个月，鸡蛋去皮，外擦患处。

⑧杏仁去皮尖：经验方。杏仁去皮尖炒黑，研如酱，搽上即愈。

⑨皮炎水：出《中医学新编》。米酒2斤，浸入百部、蛇床子、硫黄各25g，土槿30g，白矾6g，斑蝥6g，樟脑4g，轻粉4g，或水杨酸30g，冰醋酸1mL，醋酸铅6g。每日外搽1~2次。

【按语】本文与上文是相互延续的二首词，以阐述神经性皮炎的中西医治疗，可相互参阅，以在治疗方法上更丰富、更全面。

牛皮癣（浪淘沙慢）

牛皮癣，即银屑病。顽固透顶，本病种种变演，鉴别诊断要点，找原因，却非常紧，虽负隅，迫使势窘，大家打一次漂亮仗，事实胜雄辩。

难免，经验摸索局限，以往外用斑蝥多，迄今把方①选。有用大枫子②，据称效显。通过实战，其结果，不根治仅好转。

过分揄扬难置信，如菝葜③，昙花一现。探机理，相反与病拼。民间医，早就知道，用劫法④，可能使顽固之敌蔷粉。

【注释】

①方：方一（《验方新编》）。斑蝥 1.5g，生半夏 3g，鸡蛋油调数次，痛则必愈。再发再搽，虽多年恶癣无不断根。取鸡蛋油法：鸡蛋数个，整个煮熟，去白用黄，干煎枯焦，以滚开水半茶盅冲入，油浮水面，取出冷透火气，听用。此油最能杀虫，诸疮破烂，痒不可忍，或不收口者，搽之有效。方二：（《辽宁中医验方》）。斑蝥 2.5g，轻粉 3g，雄黄 10g，冰片 3g，共为细末，用白酒 500mL 泡一夜，擦患处。方三：（山西中医验方秘方）。紫荆皮 5g，樟脑 3g，雄黄 5g，斑蝥 3 个，百部根 3g，生白附子 5g。共为细末，再用酒精 30mL 泡一昼夜，敷患处。方四：土槿皮 15g，斑蝥 1.5g，樟脑 3g，百部 15g，蛇床子 10g，枯矾 6g。上药用米醋浸药 7 天，涂搽患处。

②大枫子：即大枫子方（嘉兴联合医院中医杭芝轩方）。大枫子肉 10g，金钱白花蛇 1 条，地肤子 10g，白鲜皮 10g，臭梧桐 10g，白蒺藜 10g，石楠叶 12g，寻骨风 10g。另方：龙衣粉，墨、白、棕三色一小匙，拌在一起，每晚睡前服，约服四五十包。应加注意：以上大枫子用量，极量 36g，体弱者 10～12g，不得过量，否则有头晕等反应。

③菝葜：出《参考消息》。以菝葜 15g，浸于 1 升温水中一夜。次晨将之煮沸 20 分钟，倒出药汁，趁尚温时饮一半，余一半下午服。每天如此，一星期后，表皮开始停止剥落，渐渐至完

勉斋医诀与医话

全没有表皮剥落，最后表皮完全光滑复常。

④劫法：麻黄 3g，天麻 3g，川乌 3g，草乌 3g，陈酒 3 斤，同放在钵内，重汤炖 7 次，分 2 次服。服后即昏睡，全身乱搔，7 天后皮肤痂能脱落，遂用绿豆、苦参、百部、川柏、烟杆、千里光、南天竹，内服或外用。以上相传的治牛皮癣方法，是由我院已故潘国贤老先生（原浙江中医药大学教授）从孝丰民间医姓裘的家中访问得来。从具体情况来看，服药以后，患者要出现昏睡乱搔，有强烈的瞑眩反应，如此患者因难受而有所顾虑，医者也张惶而不敢应用，这里辑录供大家参考或试用。所谓"用劫法，可能使顽敌畜粉"无非是本人主观愿望上的呼吁，归根结底落实与推广还必须通过实践，也就是说，反复应用，总结经验，才能提高认识，明察秋毫，深入辨证，分型论治，区别对待。

【按语】银屑病病因未明，目前认为遗传、免疫功能异常、代谢障碍、感染等为发病的重要因素。治疗上，西医强调避免各种原因。在内服用药上，使用免疫抑制剂（如氨甲蝶呤、乙亚胺、乙双吗啉等），芳香维甲酸类，皮质类固醇（一般不主张用，只用于红皮型、关节病型或泛发性脓疱型银屑病使用其他药无效者）等。在外用药上，急性期宜用温和保护剂（如 10% 硼酸软膏或氧化锌软膏）及皮质类固醇制剂，静止期可涂用作用较强的药物，如角质促成剂（焦油类或 5% ~ 10% 硫黄、5% 水杨酸）等。

鹅掌风（甘州令）

鹅掌风，名词乖，角质松懈，瘙痒起，皮厚变坏，受痛苦，操劳时，漫无边界，从古来，不重视，不屑道，医亦无奈。

失却营养，原因莫外。辽宁方①，滋补量大，外治法，糠油②搽，不等疗疥。凤仙花③，或茎叶，掌上擦，方便称快。

【注释】

①辽宁方：辽宁中医验方。生地、熟地各30g，当归、菟丝子、枸杞子各12g，紫草6g，独活10g，牛膝、白蒺藜各21g，知母、黄柏各15g。共为细末，蜜丸6g重。每服1丸，一日3次。

②糠油：取糠油法，用一大碗，以纸紧糊碗口，纸上用针刺破多孔，上铺细米糠二寸厚，用钳燃炭方糠上，缓缓烧之，烧之离纸三分光景，将炭与糠一并弃去，不可将纸烧穿。

③凤仙花：《常见病简易疗法》。每日取新鲜凤仙花或叶、茎，放在掌上擦之。

【按语】鹅掌风是一种俗称，是发生于手掌表皮的一种皮肤病。一般根据病因进行治疗，如霉菌引起的需用抗霉菌药物，感染要用抗生素，并结合涂抹相应的药水或膏剂。

稻田皮炎（金明池）

稻田皮炎，患者很多，专业田间劳动。查原因，钉螺尾蚴，水毒等，不外两种。快宣传，注意防护，部署好，下田前人人懂。涂上防护液①，墨旱莲草②，药源广泛可供。

持久作战莫惊恐，把浸渍糜烂，治疗成功。外洗药，明矾茶叶③，石榴皮④，浸洗其中。外治药，发皱阶级，枯矾⑤樟脑散⑥，撒布应用。如糜烂阶段，鞣酸软膏⑦，试用获得轻松。

【注释】

①防护液：即水田皮炎防护液（《常见病简易疗法》）。聚乙烯醇缩丁栓 3.9g，苯二甲酸二丁酯 3.9g，松香 4.9g，酒精 82mL，漆片 3.9g。在表面擦一薄层，干燥后方可下水。试用 10 万余人，效果较好。

②墨旱莲草：江苏高邮县单方。将上药搓烂外擦手脚，擦至皮肤稍发黑色，略等干后，即可下水劳动。每天在上工前后擦一次，即可预防手脚糜烂。已经手脚糜烂也可用此药，2～3 天治愈。

③明矾茶叶：外洗方（《中医简易教材》）。明矾、茶叶各 60g，泡水洗患处。

④石榴皮：出《中医简易教材》。石榴皮 120g，水二斤，煎汁浸洗。

⑤枯矾：经验方。枯矾适量，研极细末，撒布患处。

⑥樟脑散：经验方。樟脑 5g，氧化锌 20g，滑石粉 5g。共研细末，撒布患处。

⑦鞣酸软膏：出《半农办医手册》。鞣酸软膏适量，涂擦患

处，每日二次。

附：防治水田皮炎。川柏（干品）、白屈菜各一斤，狼毒、贯仲各半斤，草乌15g。将上药水煎1小时，滤取药液，药渣再水煎两次，每次半小时。合并滤液，浓缩成500g，趁热加松香、大车油500g搅拌成膏，放冷待用。外用涂于皮肤患处。

【按语】稻田皮炎是在稻田劳作时接触有害因素引起的皮肤病。一般分浸渍糜烂型皮炎和血吸虫尾蚴型皮炎两种。在治疗方法上，浸渍糜烂型皮炎应调整作业时间，尽量减少高温时在水田作业，采用干、湿轮作，下水前可在浸水部位涂凡士林或软膏。劳动后立即洗净手足污泥，扑撒干粉，保持干燥。血吸虫尾蚴型皮炎宜切断禽畜类血吸虫病的流行环节，灭螺灭蚴是预防本病的重要措施，可用氨水、碳酸氢氨、五氯酚钠等。同时加强个人保护，如外搽20%~25%松香软膏。

脂溢性皮炎（醉蓬莱）

脂溢性皮炎，原称面脂，意义无殊。照湿疹，是不能相符。有损面貌，青壮年人，损害他皮肤，又叫粉刺，或稀或稠，边缘清楚。

往昔治疗，有关此症，刻意顾到，美其称呼，曰红玉膏①，现明疗效著。羊蹄②田野，到处可取，白蔹③亦可敷，紫茉莉子④，更好采撷，取粉搽涂。

勉斋医诀与医话

【注释】

①红玉膏：出《串雅内编》。轻粉、滑石、杏仁（去皮）。蒸透，入脑麝少许，以鸡子清调匀，洗面毕敷之，旬日后色红如玉。

②羊蹄：出《浙江民间常用中草药》。性寒味苦酸，凉血解毒，通便杀虫，治脂溢性皮炎。

③白蔹：出《本草推陈》。苦辛无毒。消肿止痛药。面生粉刺，酒齇，白蔹、杏仁研和，鸡子清调涂。或加白丁香少许。

④紫茉莉子：出《中国医学大辞典》。性寒。去面上斑痣、粉刺，取粉用。

【按语】脂溢性皮炎是发生于皮脂溢出部分的一种慢性皮炎。原因尚未完全明了，可能与遗传有关，由于皮脂分泌增多和化学成分的改变，使皮肤表面的正常菌群失调，原非致病菌如棒状痤疮杆菌或卵圆形糠秕孢子菌大量生长，引起皮炎，此外，精神因素、饮食习惯、维生素 B 缺乏、嗜酒等也有一定影响。在治疗上，要针对病因，饮食宜清淡，多食蔬菜，少进多脂、多糖饮食，忌辛辣、酒及刺激性食物。可服复合维生素 B_2、维生素 B_6；剧烈瘙痒者，适当服用安定、扑尔敏或赛庚啶；有感染者，用抗生素。外用药以去脂、杀菌、消炎、止痒为原则，如地塞米松或肤轻松霜剂，也可用含硫黄制剂，如 5% 硫黄霜、复方康纳乐霜等。

斑秃与脱发（归田乐）

斑秃与脱发，最惹人，多么苦闷，有言竟难说，若斑区扩大，甚至全秃，羞煞那蜀山兀兀。

外包药①莫缺，促使了局部充血。黑芝麻花②，擦眉毛脱落。通窍③生发丸④，今用当归柏子仁⑤，效率有待总结。

【注释】

①外包药：鲜生姜50%，生半夏30%，野胡萝卜15%，蜘蛛丝5%。将药洗净捣烂如泥，用适量面粉调匀，患者剃光头后，涂上药物，用绷带包扎，5天换一次，为1疗程，约需5个疗程。每次换药前须将头发剃光。药物变干，可洒冷开水。

②黑芝麻花：治眉毛脱落（《验方新编》）。黑芝麻花阴干为末，以黑芝麻油泡之。擦数次自生。

③通窍：即通窍活血汤（《医林改错》）。赤芍、川芎各3g，桃仁、红花、鲜姜各10g，红枣（去核）6枚，葱白7根（原方有麝香）。上药用量可根据患者情况加减。10岁以下小孩减半，每剂早晚各服一次，每次服后酌量服白酒或甜酒。须服七剂。经外包和内服药后，若脱发仍不生，可用鲜姜切片，用火烤热反复擦脱发处。眉毛不能生长，可用生半夏叶和生姜制成水剂，擦眉毛脱落处。

④生发丸：出1960年《上海中医杂志》。处方：侧柏125g，

当归60g。制法：焙干，共研细末，水泛为丸，如梧桐子大。服法：每天早上淡盐汤送下10g，每日1次，连服20天为1个疗程。如必要时可继续服用。效果：约服20天后，即见脱发显著减轻，且有新发生长，有的病例服药10天后即见好转，但亦需连服两料方可见效。

⑤当归柏子仁：即当归柏子丸，湖北省孝感县花园人民医院方。处方：当归、柏子仁各一斤。用法：共研细末，炼蜜为丸，每次饭后服6g~10g。每日3次。疗效：治疗50余例，效果显著。

【按语】斑秃俗称鬼剃头，以突然发生局限性斑状脱发为特征。原因不明，可能与精神紧张、遗传因素、自身免疫或内分泌功能障碍有关。治疗宜去除诱发的病因，如精神上安定，饮食有规律。内服胱氨酸，维生素 B_1、B_6、E 等；或甲状腺素 30mg/次，每日 1~2 次，连服 15 天。全秃或难治的斑秃可服强的松，初服每日 30mg，分 3 次服。控制后渐减至每日 5~10mg，维持 2~3 个月。局部用药可刺激皮肤充血，改善局部血液循环，促使毛发生长。如用 2% 斑蝥酊、10% 辣椒酊。物理疗法，如紫外线照射或梅花针弹刺、氦氖激光照射、局部按摩等。

白癜风（早梅芳近）

白癜风，没治好，一看火直冒。白如云片，敏感独怕日光照，原因未查明，患者改面貌。有人谓瘀血，通窍活血汤①。

补骨脂②，未全效，得管窥一豹。白鳝鱼③油，猪肝④菟丝⑤均可疗，枸骨⑥八角刺，根叶煎成膏。齐努力，把它除灭掉。

【注释】

①活血通窍汤：出《医林改错》。赤芍 3g，川芎 3g，桃仁 10g，红花 10g，老葱 3 根，鲜姜 10g，用黄酒半斤，将前六味煎一刻钟去渣，将麝香倒入酒内，再煎两沸，临卧服。

②补骨脂：经验方。补骨脂 30g，加 75% 酒精 100mL，泡 5 ~ 7 天，用 2 ~ 3 层纱布过滤，得暗褐色滤液。取滤液煮沸，浓缩至原量 1/3 备用。取药液直接涂擦患处，同时配合晒日光 20 ~ 30 分钟或紫外线照射 1 ~ 3 分钟（对紫外线过敏者忌用）。

③白鳝鱼：出《验方新编》。即鳗鱼。取油内服、外用均可。

④猪肝：出《验方新编》。猪肝一副，水煮不用盐，一顿食尽。

⑤菟丝：经验方。以新鲜的菟丝草，每日频擦白斑处，擦后灼晒日光，或施用紫外线照射。亦可以菟丝草浸入 75% 酒精中，制成菟丝草酒外用。菟丝草酒制法：菟丝草 250g，用 75% 酒精 1L，将菟丝草浸入酒精，待 24 ~ 48 小时后过滤备用。适应证：白癜风。用法：外用涂敷。

⑥枸骨：出《浙江民间常用草药》。枸骨又称八角刺根。枸骨树叶烧灰，用水淋汁，或煎膏涂敷。

【按语】白癜风是局部黑素细胞破坏引起的后天性色素脱失

皮肤病。病因未明，异常神经原刺激，酶的自毁作用和自身免疫作用等常会引起该病。部分患者血清铜离子减少及内分泌紊乱，也可诱发或加剧此病。治疗方法，避免曝晒及接触有损黑素细胞的化学物质。内服 8 - 甲氧基补骨脂素片（8 - MOP）30mg，服后半小时局部照射长波紫外线半小时，隔日 1 次。外用 30% 补骨脂酊，或各种皮质类固醇溶液及霜剂。

带状疱疹（双头莲）

带状疱疹，瞎叫声，蛇缠，无知妄诞。因其发疹，集簇处，周围皮肤发炎。不牵涉到整体，及无高热危险。在民间，识破了它，单方治疗独占。

一向山居患者，如杨冻树①，或半枝莲②，蛇莓③莴苣④，马齿苋⑤，园中屋边随手拈。可玩的含羞草⑥，宁割爱周旋。徐长卿⑦，性味辛温，可能有偏。

【注释】

①杨冻树：经验方。杨冻子树，别名乌米饭，乌饭树。药用部分为其叶、根。味甘性微寒。功用清热解毒，止血涩精。主治蛇虱（腰缠火丹即带状泡疹）。根 30g，叶、适量外用。四季均可采。

②半枝莲：出《土方草药汇编》。全草入药。味微酸性凉。功用清热解毒。主治各种肿痛，腰缠火丹（带状泡疹），牙痛。又为乳痈要药。多为外用，量不拘。可临时采用。

③蛇莓：出《土方草药汇编》。别名蛇不见、蛇泡草、三爪龙。有小毒，其果实不可内服。功用清热解毒，活血。主治蛇虫咬伤，黄水疮、蛇虱。外用适量。临时采用。

④莴苣：捣烂敷之，或研莴苣子涂。

⑤马齿苋：经验方。捣烂敷之。

⑥含羞草：出《常用中草药手册》。药用全草，夏秋采集。洗净、切段、晒干备用。干涩微寒，安神镇静。主治神经衰弱，失眠，每用干品 30～60g，水煎服或配方用。鲜叶捣烂，外敷带状泡疹。

⑦徐长卿：出《常用中草药手册》。别名干云竹、英雄草、了刁竹、逍遥竹。喜生于高山干旱的草地上。辛温。祛风止痛，解毒消肿，温经通络。主治毒蛇咬伤，风湿骨痛，心胃气通，跌打肿痛，带状疱疹，肝硬化腹水，月经不调，痛经。每用干品 6～12g，水煎服。亦可用鲜品捣烂外敷带状泡疹、蛇毒咬伤、跌打损伤，漱口可止牙痛。

【按语】带状疱疹为水痘－带状疱疹病毒引起。该病毒系亲神经性，可长期潜伏于脊髓神经后根神经节内，当宿主的细胞免疫功能减退时，如恶性肿瘤、某些传染病（如感冒）、外伤、某些药物等，均可引起带状疱疹。治疗原则为止痛、抗病毒、消炎、保护局部、防止感染并缩短病程。止痛类，如消炎痛、去痛片、阿斯匹林等。维生素 B_1、B_6、B_{12}、E 可预防和缓解神经痛，也可用安定剂治疗神经痛后遗症。全身广泛性带状疱疹可用阿糖胞苷静脉滴注。转移因子肌注 2mL，每周 1 次。局部破后可用龙胆紫液或氧化锌糊剂加新霉素软膏外搽。若神经痛显著者，可在糊剂中加1%达克罗宁或5%苯唑卡因止痛。

天泡疹（千秋岁）

夏季流行，天泡疮多起。葡链菌，暑热类，脓水转混浊，儿病受苦累。内服药，萆薢^①渗湿为有利。

草药作外治，即挂金灯^②是。全草捣果实水，涂敷于患处，清热解毒备。须备种，预防应用时难采。

【注释】

①萆薢：即萆薢渗湿汤（《中医学新编》）。川萆薢10g，薏苡仁15g，川柏10g，赤芍10g，丹皮10g，泽泻10g，滑石12g，通草5g。儿童内服药，方中用量感太重，可以酌减，同时祛暑之品如川连、清络饮（鲜荷花、银花、丝瓜皮、鲜竹叶）之类亦可加入。

②挂金灯：出《浙江民间常用草药》。即灯笼草。果实性平，味酸。苗、根叶、茎性寒，味苦。功用：清热解毒。主治：天泡疮。用法：鲜全草捣烂，或果实以水煎，涂敷患处。外治：先将脓泡挑破，用灯笼草汁滴入疮内，或2%甲紫液，或用硼酸水洗患处，涂以1%黄连软膏，每日2~3次。若糜烂者，以1：5000高锰酸钾溶液或黄柏、甘草，水煎外洗。

附：

①黄瓜秧，晒干研细末，香油调敷患处。

②鲜马齿苋 90g，加盐少许，捣烂外敷。

③制炉甘石 15g，熟石膏 15g，赤石脂 15g，共为细末，香油调敷。

④大黄 90g，黄柏 30g，川连 60g，煅石膏 60g，共为细末，香油调擦。

【按语】 天泡疮是细菌混合感染的一种疮毒性疾病。夏秋常见，儿童多发于头面及四肢暴露部位。治疗方法，首先保持皮肤清洁卫生，并进行全身治疗，用抗菌消炎药内服。局部治疗原则：杀菌、消炎、收敛、干燥。如用 1：8000 高锰酸钾溶液洗或湿敷，用消毒针头将疱刺破，吸干脓液，外搽 1% 龙胆紫溶液。

丹毒（暗香）

丹毒治理，分急慢性期，内服外敷，掌握运用，必须病邪有去路。解毒清热退肿①，急性期金凤玉露。外用药②，历历可数，疗效亦显著。

另附，慢性期柏樟松枝叶，生姜共处③。此病鉴别，应向流火作比与。病因截然不同，查本病，细菌毒素。那表现，寄生虫，反映毋误。

【注释】

①解毒清热退肿：丹毒急性期发热，局部红肿，板蓝根 18g，黄芩 10g，连翘 10g，大力子 10g，知母 12g，元参 15g，水煎服。丹毒发病初期发冷发热，局部肿痛，金银花 15g，地丁草 18g，菊

花 10g，天葵子 10g，水煎服。丹毒全身发热，局部红疹。蒲公英 30g，金银花 15g，连翘 15g，山栀 10g，丹皮 10g，赤芍 15g，龙胆草 10g，水煎服。

②外用药：仙人掌去刺或芭蕉叶捣烂外敷。或鲜马齿苋洗净，捣烂外敷。或生大黄、芒硝各 15g，共为细末，鸡蛋清调敷。

③生姜共处：丹毒慢性期治法，侧柏枝、樟树叶、松针各 60g，生姜 30g，水煎汤，趁热熏洗。

（以上皆录自《药物治疗手册》）

【按语】丹毒是皮肤及其网状淋巴管的急性炎症，一般不引起或很少引起组织坏死。小腿反复发生丹毒可导致象皮腿。治疗上应注意体位，抬高患肢，局部用 50％硫酸镁湿热敷。抗生素如青霉素肌注。若下肢丹毒因足癣感染引发，应治疗足癣。

雀斑（河传又一体）

雀斑，损颜，妇容为难，旧俗习惯，揭开秘奥，原来吴娃越艳，完全靠打扮。

玉容①润肌一扫②光，简效方，鹿角③炭可商，蕃薯浆④，刚掘良，涂上，远胜白玉霜⑤。

【注释】

①玉容：即擦面玉容丸，经验方。甘松、细辛、山奈、白及、防风、荆芥、川椒、菊花、羌独活、白芷、天麻、白蔹、天虫、枯矾、山栀、檀香、密陀僧各 120g，大皂 240g，共蜜丸，重

6g。早晚擦洗。

②润肌一扫：即润肌一扫丸，杭州胡庆堂丸散膏丹。大皂角1500g，绿豆1000g，甘松、檀香、滑石各60g，楮实子250g，砂仁25g，丁香25g，山奈、升麻各30g，白及45g，研为细末，和匀，每早晚用少许，水调手心，浓擦良久，用温水洗面，能久久擦之，雀斑俱退，光润可现矣。

③鹿角：烧炭，猪油调涂。或鹿角烧灰加味方（《山西中医验方秘方汇集》）。鹿角灰、密陀僧、茯苓、天冬各等分，研细末蜜调。睡前洗净面部，用茄子一块，先擦患处，后涂药膏，次日洗去，一星期至一个月即可退斑。

④蕃薯浆：民间单方。用刚掘起蕃薯，洗净切块，把流出的浆液擦于患处。

⑤白玉霜：在冬季擦面用，又称雪花膏。

【按语】雀斑是有损美容的一种皮肤病，一般治疗方法以护肤为主，不要多作治疗，尤其是外治，否则适得其反。

酒糟鼻（鹊桥仙又一体）

酒糟鼻，鼻赤红，鼻部二侧发生，持久性，斑与疹，混合境界。有人嗜酒起，湿热因素难摒。内服药，清胃①兼通瘀②，可发深省。

外治膏用红粉③，硫黄散④，蜀葵⑤凌霄⑥。记本草蠡实，药用部分，马蔺子花敷佳，瘢痕亦尽消。肘后寿域，探索有规准。

【注释】

①清胃：即清胃散加味方（《山西中医验方秘方汇集》）。升麻 5g，川黄连 6g，当归 12g，生地黄 15g，牡丹皮 6g，葛根 6g，赤芍 10g，连翘 10g，生甘草 3g，水煎服。此方经献方人体验，90% 以上有效。

②通瘀：即活血化淤汤（《中医学新编》）。牡丹皮、桃仁、泽兰、当归尾、没药、五灵脂、薏苡仁等。

③红粉：即红粉膏（西安医学院第一附属医院）。处方：红粉 5g，冰片 4.3g，薄荷脑 3.7g，香脂 100g。制法：将红粉分为二等分，分别加入冰片和薄荷脑中，分别研细，先把红粉、冰片加入香脂中调匀，再把红粉、薄荷脑加入，拌匀即成。用法：先洗净患部，薄薄涂药膏一层，每日早晚各 1 次。疗效：治疗 37 例，病情属于Ⅰ度者 7 例，Ⅱ度者 16 例，Ⅲ度者 14 例，结果痊愈 4 例，显效 16 例，进步 14 例，无效 3 例。

④硫黄散：出《中医学新编》。硫黄、轻粉各 3g，杏仁 27 粒。共为末，用油或水调，睡前涂于鼻上，早晨洗去。

⑤蜀葵：即蜀葵花（仁存方）。研末，腊猪脂和匀，夜敷旦洗。

⑥凌霄：即凌霄花（《百一选方》）。凌霄花、山栀子各等分为末，每服 6g，一日二服，数日除根。

附：面上瘢痕，取铁扫帚地上自落叶并子，煎汤频洗，数次自消（《寿域神方》）。

【按语】酒渣鼻是一种发生于面中央和鼻部的慢性皮肤病，是某些有害因素致使面部血管运动神经失调、毛细血管长期扩张引起，或与毛囊寄生虫有关。宜少吃辛辣刺激性食物，尤其是酒之类。药物方面，可用维生素 B_1、维生素 B_2、维生素 B_6 及复合维生素 B，也可用抗生素；局部涂抹抗生素，或冷冻、手术切割术、整容术等。

狐臭（摸蝴蝶）

狐臭气体，掩鼻不可闻。大汗腺中，脂肪酸气味，闻有遗传所致，暑热天气逼人，防治必须加劲。

治堪遵，蜘蛛[①]体气[②]，凤仙[③]腋臭[④]雄黄，生明矾用一斤，从此一扫无余；不步割治后尘，保持良好青春。

【注释】

①蜘蛛：即蛛蜘散（《三因方》）。治狐臭熏人不可退迩者。大蜘蛛一个，以黄泥入少许赤石脂，捣之极细，入盐少许，杵烂为一窠，入蜘蛛在内，渐以火近烧令通赤，候冷剖开。上一味研细，临卧服轻粉一字，酽醋调成膏，敷腋下，明早登厕，必泻下黑汁，臭秽不可闻，于远僻处倾弃埋，无致染人，神良。又方（福建中医验方）：大蜘蛛二只，轻粉 3g。将蜘蛛用泥为衣包好，放在火中烧红后取出，候冷时去泥衣，加轻粉研末，日扑腋下数次，重者四日即愈。

②体气：即治体气方，经验方。田螺大者一个，巴豆去壳一

粒碎，胆矾一豆许研，麝香少许研，共拌匀。将螺用水养三日，去泥土，揭起螺厣，入胆矾等三味在内，以线拴住，置瓷器中，次日化成水，五更时，将药水以手自抹两腋下，不住手抹，直待腹内欲行，即住手，先择深远无人之地，大便下黑粪极臭，是其验也。以土盖之。不尽，再涂药水，仍照前大便。次用白矾30g，蛤粉15g，樟脑3g，为末擦之，病根永绝。

③凤仙：即凤仙花（《串雅内编》）。凤仙花不拘红白，捣成丸，挟腋下，待干再换，每日易三四次，二三日内腋下结有黑痣，以石灰调水点去，永断根矣。

④腋臭：即腋臭粉（《皮肤病性病手册》）。处方：密陀僧24g，枯矾60g。制法：共研为细粉。用法：将粉干撒腋下，每日一次，或用热馒头将皮去掉，沾上粉夹于腋下，每天2次。腋臭方（《全国中草药新医疗法展览会技术资料选编》）处方：雄黄、石膏各半斤，生白矾一斤。制法及用法：石膏研末，放锅内煅成白色，再将雄黄、白矾研细过筛，混合搅匀，密封保存。用时将手指沾水湿润后，沾药粉3g，使成浆糊状（勿太稠或太稀），涂于腋窝部，每日一次，连续涂药至愈。

疗效：治疗43例，一般用药3~4次见效。

【按语】狐臭，又称腋臭、体气，与腋下汗腺分泌过多有关。一般治疗方式是保持清洁、干燥，及时清除汗液。根治方法，目前西医通过外科手术切除大汗腺。中医药的治疗也有效，可以试用。

运动神经系统疾病

面神经炎（踏青游）

面神经炎，颜面神经麻痹，歪嘴风，同病异词。其特点，不自觉，一夜变异。怎凭空，认识这个机理，与病因的分歧。

论治如此，新针疗法[1]可施。中药方，复牵[2]二子，黄鳝血[3]，民间方[4][5]，相反涂之。缺表情，诉不出什么话，动问一时难知。

【注释】

①新针疗法：出《农村常见病治疗手册》。

②复牵：即复方牵正散，经验方。钩藤、菊花、天麻、川芎、僵蚕、防风、鸡血藤、全蝎、白附子、蜈蚣、蔓荆子。

③黄鳝血：左㖞涂右，右㖞涂左，治口眼歪斜，加麝香少许更好。

④民间方：白附子 12g，僵蚕 10g，全蝎 10g，共为细末，分为 9 包，每次服一包，每日 3 次，黄酒送服。出《简明中医学》。鲜蓖麻子 7 个，捣成膏，贴在患侧面部。

【按语】 西医所谓的面神经炎，又称面瘫或贝耳麻痹，是指急性非化脓性炎症所引起的单侧周围性面神经麻痹。病因尚不完全明了，但它与病毒感染、寒冷刺激和自主神经不稳定，致使神经营养血管痉挛等因素有关。多数病人一般在病后 2~5 周自行恢复。治疗方法，在急性期尽早用强的松；维生素 B_1、维生素 B_{12}、地巴唑、胞二磷胆碱等药辅助治疗；配合理疗、针灸、红外线、超声波等。

三叉神经痛（声声慢）

如刺如割，三叉神经痛，其痛持续不息。开始发作，有闪电突击。详病变过程中，伴有证，结膜充血，流眼泪，流口水，生活感受威胁。

辨治掌握法则，约举例，平肝清止靡忒。下列四方[①]，加上新针[②]踏实，其他制法不一，如严重到那时刻，可考虑把神经根断切。

【注释】

①四方：出《简明中医学》。方一：大生地 12g，白芍 12g，黄芩 6g，地龙 12g，细辛 3g，全蝎 6g，白芷 6g，龙胆草 6g，水煎服。方二：天麻 6g，夏枯草 12g，钩藤 15g，制首乌 5g，甘草 6g，水煎服。低血压病人不能应用。方三：当归 15g，龙胆草 5g，车前子 10g，甘草 3g，黄芩 6g，栀子 6g，泽泻 6g，木通 6g，生地 15g，水煎服，可连服 10~15 剂。方四：天南星、川芎等分，共为末，用莲须、葱白捣烂，作饼贴患处。

②新针疗法：出《农村常见病防治手册》。

【按语】西医认为，三叉神经痛是一种原因未明的三叉神经分布区内短暂的、反复发作的剧痛。有原发性与继发性两种。有人认为是多种病因导致三叉神经半月节或感觉神经根发生脱髓鞘性变，继发性者可见于颅内肿瘤、鼻咽癌、动脉瘤、蛛网膜炎多发性硬化等。治疗方法，药物止痛：卡马西平 0.1～0.2g，3 次/日；或苯妥英钠 0.1～0.2g，3 次/日；或两药合用。外治包括射频热凝或神经节阻滞术。也可用手术切断神经的治疗。

重症肌无力（鱼游春水）

重症肌无力，与神经关系不忒。它的试验，是很容易落实。特点横纹肌疲劳，眼睑下垂难消失，早轻暮重，似有规律。

避用西药物不一，镇静相反没有益，青年疗效高，升补安谧。东垣补中益气汤①，确有效难箴默。辅疗针刺，促使调节。

【注释】

①补中益气汤：李东垣方。黄芪、人参、甘草、当归身、陈皮、升麻、柴胡、白术、生姜、大枣。

【按语】重症肌无力肌源性上睑下垂症，可根据病因治疗，或口服新斯的明 15～30mg/次，3 次/日，儿童减量；也可考虑手术治疗，如提上睑肌缩短术，或额肌悬吊术等。

勉斋医诀与医话

多发性神经炎（秦泪感秋）

肢软无力，弛缓性瘫痪，反射消失。多发性神经炎，远端更出，病由感染后引起，药物中毒应谴责。代谢障碍，营养缺乏，不无差忒。

病因多，采取积极，大量维生素，用照规律。再生恢复，神经纤维受益。中药清燥汤①加减，古称痿，两者相得。对此堡垒，鼓励患者，力求攻克。

【注释】

①清燥汤：李东垣方。苍术、白术、黄芪、人参、茯苓、黄连、黄柏、甘草、陈皮、泽泻、升麻、柴胡、五味子、神曲、麦冬、当归、生地。

【按语】多发性神经炎以急性感染性多发性神经炎常见，又称格林－巴利综合征。一年四季皆可发病，尤其以夏秋雨季为多。常见于儿童和青壮年，以四肢无力软瘫为主症。急性期一般在外感症状愈后 1~2 周突然出现四肢无力软瘫，起病急，且进行性加重；恢复期即这一急性期过后，症状逐渐好转，主症是四肢软瘫，或有麻木。

治疗方法上，护理十分重要，如注意保持麻痹肢体的生理功能，不能吞咽者及早鼻饲进食。在急性期又无继发感染可短期应用肾上腺皮质激素治疗，如强的松，每日 1~2mg/kg，口服，1~2 周；重者可用地塞米松，1mg/kg，每日 1~2 次静滴，5~7 日后逐渐改为口服强的松。维生素 B_1、B_6、B_{12} 及三磷酸腺苷等可促进神经功能恢复。恢复期以氢溴酸加兰他敏提高神经的兴奋性，每次按体重（0.05～0.1）mg/kg，每日肌注 1 次，20 日为 1 疗程。也可理疗、按摩以助肢体功能的恢复。

坐骨神经痛（小阁）

坐骨神经痛，原因错综，针呀药呀都落空。经验交流，大小活络丹①送，十全②左右归③，强壮用。

间盘突出，机械性重，改针神门曲池中，相反进针，下病治上有功。理论有实践，勿踏空。

【注释】

①大小活络丹：大活络丹出自《兰台轨范》，详见"脊髓灰质炎"。小活络丹出自《医方论》。川乌头（泡去皮）、陈胆星各180g，地龙（洗焙干）、乳香（去油）、没药（去油另研）各100g。制法：各取净末，胆星烊化为丸，潮重1.8g，蜡护。每服一丸，温酒送下。治中风手足不仁，经络中有痰湿死血，腿臂间忽有一二点痛，日久不愈者。

②十全：即十全大补汤（《太平惠民和剂局方》）。即八珍汤加黄芪、肉桂。

③左右归：出自《新方八阵》。左归丸用熟地250g，山萸肉、枸杞子、鹿角胶（敲碎炒珠）、菟丝子、山药、龟板胶（敲碎炒珠）125g，牛膝、茯苓各90g。共研细末，炼蜜为丸，如梧桐大

小。每服百余丸，开水或淡盐汤送下。治肾水不足，营卫失养，或虚热往来，自汗盗汗，或神不守舍，血不归原，或遗淋不禁，或气虚昏晕，或眼花耳聋，或舌干燥，或腰酸腿软，一切精髓内亏、津液枯涸等证。右归丸用大熟地250g，上肉桂、制川附子各60g，山萸肉、淮山药（炒）、川杜仲、枸杞子（均盐水炒）、菟丝子（制）各125g，鹿角胶（炒成珠）、全当归（酒炒）各10g。共研细末，炼蜜和丸，如弹子大，每服10g，细嚼热汤送下。治命门火衰，脾胃虚寒，呕恶膨胀，翻胃噎膈，脐腹多痛，虚淋寒疝，便溏泄泻，肢节酸痛，水邪浮肿，阳衰无子等证。

【按语】坐骨神经痛是沿坐骨神经走行及其分布区（即臀部、大小腿后外侧和足外侧部）的阵发性或持续性疼痛，多为单侧，为周围神经系统常见疾病之一。可分为原发性与继发性两种。原发性坐骨神经痛即坐骨神经炎，临床较少见。继发性坐骨神经痛多见，可由脊椎病变、椎管内病变、盆腔内病变、骨及关节疾病、糖尿病及臀部药物注射的位置不当等引起。本病的主症是疼痛、麻木、无力。治疗方法，一是去除原因，二是对症治疗。急性发作应绝对卧床休息，睡硬板床；止痛药，如索米痛、保泰松、抗炎松、吲哚美辛；维生素 B_1、维生素 B_{12} 肌注。肾上腺皮质激素可减轻炎症反应。或用1%～2%普鲁卡因或利多卡因坐骨神经封闭。

风湿性关节炎（春风婀娜）

风湿性关节炎，外邪相加，侵筋骨，入脏呀，如反应到心，迫使奔马，瓣膜病变，明确诊查，古称心痹，脉道不通，上气喘急力竭垮，刀圭有法开生路，科学实践遍天涯。

风性者为行痹，宣明防风①；湿重者，重着且麻，湿属阴，犹低洼，大小活络②，轻重一家，薏苡仁汤③，桂附④白术⑤，乌头⑥天雄⑦，用量莫错；又有热痹，关节灼热痛，那犀角汤⑧，古方精华。

【注释】

①宣明防风：即防风汤（《宣明论方》）。防风、当归、赤苓、杏仁、黄芩、秦艽、葛根、麻黄、甘草。

②小活络丹：出《太平惠民和剂局方》。天南星、川乌、草乌、地龙、乳香、没药。

③薏苡仁汤：出《类证治裁》。薏苡仁、川芎、当归、麻黄、羌活、独活、防风、川乌、苍术、甘草、生姜。

④桂附：即桂枝附子汤（《金匮要略》）。桂枝、生姜、附子、甘草、大枣。

⑤白术：即白术附子汤（《金匮要略》）。白术、附子、甘草、生姜、红枣。

⑥乌头：即乌头汤（《金匮要略》）。川乌、麻黄、芍药、黄芪、甘草。

⑦天雄：即天雄散（《金匮要略》）。天雄、白术、桂枝、龙骨。

勉斋医诀与医话

⑧犀角汤：经验方。羚羊角、前胡、黄芩、栀子、大黄、升麻、射干、豆豉。

【按语】风湿性关节炎是因风湿热反复发作所致的急性或慢性全身性结缔组织炎症累及关节，也常累及心脏、中枢神经系统、皮下组织及皮肤。典型表现是游走性多关节炎，常对称累及膝、腕、肘、髋等大关节，局部红、肿、热、痛，但不化脓，或几个关节同时发病。通常是在链球菌感染后1个月内发作，因而链球菌抗体滴度常升高。急性炎症消退后，关节功能完全恢复，不遗留关节强直或畸形，但常反复发作。

治疗方法上，适当休息，血沉正常或症状消失后，仍需卧床休息3~4周，恢复期要适当控制活动量3~6个月。抗风湿治疗，一是水杨酸制剂，如阿司匹林、水杨酸钠，如不能耐受水杨酸制剂可用抗风湿灵（氯芬那酸）。二是糖皮质激素，可用泼尼松。糖皮质激素与阿司匹林在对风湿热的治疗方面无明显差别，且有停药后"反跳"现象和较多的副作用。三是抗生素治疗，一旦诊断为风湿热引起的关节炎，即予青霉素治疗，对青霉素过敏者，可口服红霉素。

外伤性截瘫（贺新郎）

外伤性截瘫，急性期，应施手术；提前确诊。用药通督为第一，活血化瘀之剂，续筋接骨很重要。早期瘫痪基本方①，弛缓性瘫痪基本方②，调营卫，桂枝进。

痉挛型瘫痪汤药，基本方③，肝肾不足，血虚风动，加减法随证运用，适合病情为准，齐努力，可治堪信。结合针注维生素，更需要功能锻炼法，坐站走，徐运行。

【注释】

①早期瘫痪基本方：经验方。主治：经络受损、气血瘀滞型截瘫。处方：狗脊16g，土鳖虫6g，自然铜15g，当归15g，丹参15g，桃仁10g，红花15g，地龙15g，骨碎补15g，制乳没各6g，三七6g（分冲）。加减法：体虚气弱者加人参1g，麦冬10g，五味子12g，去自然铜、桃仁、红花；颈椎损伤者加葛根15g；疼痛剧烈者加玄胡索10g；食欲不振加砂仁10g，焦神曲12g；大便秘结、数日不解者，加郁李仁、火麻仁，去骨碎补、制乳没。

②弛缓性偏瘫基本方：方一主治脾肾阳虚、寒凝脉络型截瘫。处方：鹿角片30g，生麻黄10g，白芥子15g，官桂6g，炮姜6g，熟地30g，菟丝子15g，补骨脂30g，穿山甲30g，牛膝30g。颈椎损伤者加葛根10g；损伤平面以下发凉者加黑附片12g；腰胯无力者加核桃肉12g，川断15g；腰酸无力者加九分散3g（分二次冲服）；食欲不振者加焦三仙30g；小便失禁者加益智仁30g；大便秘结者加肉苁蓉30g。方二主治肾气亏损、营卫失调型截瘫。处方：补骨脂30g，菟丝子15g，金狗脊30g，穿山甲15g，桂枝30g，白芍15g，乌药10g，地龙15g，川断15g，当归12g。脾虚气弱者加生黄芪25g，党参18g；食欲不振者加焦神曲12g；膝软无力者加龟板15g；小便混浊者益智仁30g，川萆薢15g。以上二

勉斋医诀与医话

方应用补肾健脾、温通经络法，适应于外伤性截瘫中期、恢复期的弛缓型截瘫，损伤平面以下感觉、运动功能丧失，肌肉萎缩，二便功能障碍者。

附：

一号外伤截瘫片：土鳖虫 30g，马前子 30g，穿山甲 15g，人参 15g，肉桂 15g，砂仁 15g，牛膝 8g，黑附片 15g。研极细面，压制成片，每片重 0.5g，每服 2 片，日 2 次，用白开水或黄酒送服，勿在临睡前服用。

④基本方：痉挛性瘫痪方一主治肝阴不足者，表现为口干舌燥、头晕、急怒之后痉挛加重。处方：伸筋草 30g，醋柴胡 15g，赤白芍各 15g，当归 12g，炒山楂 15g，元参 18g，乌梅 18g，地龙 30g，甘草 15g，代赭石 60g。肾精亏损者加龟板 15g，生鳖甲 15g，阿胶珠 16g，减柴胡、地龙；自汗盗汗者加生龙牡 30g，五味子 12g；消化力差者加砂仁 6g，鸡内金 10g；腹泻者去元参，改党参 25g。方二主治肾阳亏损者，表现为两下肢发凉，遇寒后痉挛加重。处方：黑附片 15g，官桂 10g，补骨脂 15g，淡茱萸 10g，狗脊 15g，鹿角片 30g，穿山甲 15g，地龙 15g，土鳖 10g，王不留行 15g。体虚气亏者加党参 30g，生黄芪 25g；小便失禁者加益智仁 30g。

附：

二号截瘫片：穿山甲 60g，龟板 60g，白芍 60g，元参 60g，代赭石 90g，麦冬 30g，乌梅 30g，熟地 60g，冰糖 125g，安坦 1g。共研细面，压制成片，每片重 0.5g，每服 2 片，日 3 次，白开水送服。

痉挛型基本方：主治血虚风动型者，表现为面色苍白，气弱倦怠，脉细弱，舌淡红。处方：当归12g，白芍12g，熟地12g，党参15g，鹿角30g，伸筋草30g，地龙15g，穿山甲15g，蜈蚣5条，全蝎6g，地鳖虫6g。颈椎损伤者加葛根15g；大便秘结者加火麻仁、郁李仁。

【按语】截瘫的治疗方法，首先是去除病因，针对不同的病因，采取不同的方法。手术通常是最有效的方法。至于药物治疗，对症方法也是不可或缺的。尤其手术之后，或保守治疗时，在中医辨证论治的基础上可用上述诸多方药进行治疗。

五官科

慢性中耳炎（千年调）

慢性中耳炎，病害在耳窍，临床表现分类，不能老调。注意流脓，两性区别表。着重是臭与否，问可晓。

托里消毒①，转化有利早，复方黄连②冰硼③，垢物除掉。吸器④醋水⑤，常清洁耳道，防为主，急性期，快治好。

【注释】

①托里消毒：即托里消毒散加味方（经验方）。党参10g，川芎6g，当归10g，白术10g，金银花10g，茯苓10g，白芷6g，皂角刺10g，甘草6g，桔梗10g，黄芪12g。若脓液黄稠腥臭，是湿热毒盛之证，应多加清热解毒利湿之品，如马勃、川连、蒲公英、野菊花、地肤子等。

②复方黄连：即复方黄连滴耳液（经验方）。黄连125g，枯矾45g，甘油100mL，冰片0.5g。先将黄连加水2000mL煎煮，浓缩成1000mL滤过液，加入枯矾再滤，然后加入甘油、冰片。每天滴耳四五次。

③冰硼：即冰硼散（经验方）。元明粉15g，朱砂1.8g，硼砂10g，冰片1.2g，共研细末。

④吸器：即吸引器，主要用于吸清外耳及鼓内室的脓液。

⑤醋水：出《中医学新编》。即白醋用开水调成50%浓度的溶液，洗耳，然后用海螵蛸15g，生石膏3g，共研细末，少许吹耳，每日3次。若有肉芽生长，可用鸦胆子油滴耳。

【按语】慢性中耳炎是五官科中最常见的疾病，以长期或间歇性流脓、鼓膜穿孔及耳聋为特点。治疗良性中耳炎可用抗生素配制的滴耳剂，炎症控制后，进行鼓膜修补术，以提高听力。非良性中耳炎则应尽早行乳突根治术为好，防止并发症。

耳道乳头状瘤（剔银灯）

耳内性小肿块，三种耳病在类，耳覃耳挺，亦在其内，阻塞听力减退，发胀难耐。内因是，肝火阻凝，显指耳痔。

论治消散莫背，柴胡清肝①考核。鸦胆子油②，甘油混合，外治滴耳消块，到处可采，闹羊花③，亦可配备。

【注释】

①柴胡清肝：即柴胡清肝汤，经验方。生地黄12g，当归6g，白芍12g，川芎5g，柴胡6g，黄芩10g，栀子10g，天花粉10g，防风6g，大力子10g，连翘10g，甘草5g。

②鸦胆子油：即鸦胆子、甘油混合液，经验方。鸦胆子油90%，甘油10%，混合后滴耳。

③闹羊花：出《中医学新编》。鲜闹羊花叶捣烂敷患处。

【按语】耳道乳头状瘤是发生于局部的良性包块。主要治疗方法是手术切除，也可反复抽液并加压包扎。在手术的同时进行全身抗生素防治。

中耳炎、乳突炎（西河）

中耳炎，属急性者有二，急性中耳，乳突炎，表现特征，发热恶寒湿热重，局部剧痛对峙。

炎症重，到乳突，积蓄脓液在此，急性乳突，就是说，有此所致。内服疏风清热汤①，龙胆②消疮③辨治。

外治法，紫金锭④搽；烂耳散⑤，细末吹耳；加味四黄⑥胆矾⑦，论药理，清解收敛，勿使鼓膜穿破，须防止。

【注释】

①疏风清热汤：经验方。荆芥 6g，防风 6g，牛蒡子 10g，甘草 5g，金银花 10g，连翘 12g，桑白皮 10g，黄芩 10g，天花粉 10g，浙贝母 10g，元参 12g。主治湿热成脓的实热证。病邪在表里之间，以解表清里排脓为主。

②龙胆：即龙胆泻肝汤。

③消疮：即消疮饮，又名仙方活命饮。穿山甲 10g，白芷 6g，浙贝母 10g，防风 6g，没药 5g，乳香 5g，天花粉 10g，甘草 6g，皂角刺 10g，当归尾 6g，金银花 18g，赤芍 10g，陈皮 6g。

④紫金锭：古方中成药。山慈菇、五倍子、千金子、朱砂、雄黄、麝香、红芽大戟。

⑤烂耳散：经验方。穿心莲 10 份，猪胆汁粉 10 份，枯矾 20 份，冰片 2 份，共研细末吹耳。

⑥加味四黄：即加味四黄散（《中医学新编》）。黄柏、黄芩、黄连、大黄各 15g，滑石、五倍子各 8g，研末。

⑦胆矾：即胆矾散（经验方）。猪胆一个（取汁），榄核莲叶粉 3g，黄连粉 3g，枯矾粉 6g，调匀干燥，取适量吹入患耳，每日 1 次。

附：中耳炎方（广西北流县隆盛公社卫生院）

主治中耳炎。处方：蛇脱（最好用草花蛇的）97%，小蜘蛛 2%，梅片（冰片）1%。洗干净耳内脓液，吹入上药粉，每日 1 次，一般 3~4 次见效。经治三十例，全部有效。

【按语】中耳炎、乳突炎能引起严重的甚至致命的并发病。治疗要使用足量的抗生素，并行外科手术切开引流，或彻底清除病灶，行乳突根治术。面瘫者则需行面神经减压术。常规应用维生素 B_1、B_{12}，也可配合进行理疗。

耳瘘（月照梨花）

耳瘘，偶有，不管偶有，谨防闭塞，患在瘘口，脓积形成肿块，负责守。

药条①，药捻②上了后，红玉③敷厚药，用勿久。内服托④补⑤剂多首，伍清利药，应加究。

【注释】

①药条：经验方。红升丹 60g，冷水浸一霄，去水阴干，研成细末。涂于经消毒而粘有米糊的砂纸管上，候干即成，本药含有汞剂，宜慎用，注意防止汞中毒。

②药捻：经验方。白砒、白矾各等分。将上药放入锅内炼黏成末，然后每 30g 加乳香、没药、雄黄各 3g，共研细末，用棉纸卷入少量药粉，搓成药捻。将药捻沿瘘管外口插入深处，每 3 天更换一次，一般用 3～5 次后，即可改敷生肌红玉膏（即万应膏）。本药含砷剂，宜慎用，注意防止砷中毒。

③红玉：即生肌红玉膏。处方：当归、乳香、没药、紫草、大黄各 10g，红花、血竭、白芷各 6g，生地 12g，儿茶 10g，鲜槐枝（如筷子粗细）尺许，头发一捆，黄蜡 60g（夏天用 90g），香

油一斤。先将血竭、儿茶研细末，把香油熬开，放入当归等药炸枯，用钢丝罗去渣过滤，放入黄蜡收膏，最后放入血竭、儿茶末，搅匀即可。用时将膏涂于疮口，再以油纸盖上，每日1次。

③托：即托里消毒散，经验方。生黄芪、皂角刺、银花、连翘、甘草、桔梗、陈皮、白芷、川芎、当归（酒拌）、白芍、炒白术、茯苓、党参，各研末，每次3～6g。

④补：即十全大补汤。党参、白术、茯苓、炙甘草、当归、川芎、熟地、白芷、黄芪、肉桂。本病是骨溃成瘘，多为气血俱虚之证，在治疗上宜调补气血，托毒排脓。如脓多而腥臭时，可考虑伍用清热利湿之品。

【按语】耳瘘是外科和耳鼻喉科的不常见疾病。在治疗方法上，可适当用抗生素，必要时进行手术治疗。

慢性鼻膜炎（瑞鹤仙）

慢性鼻膜炎，由伤风引起，干性湿性，萎缩与过敏。论治有区别，局部治疗，非常要紧。萎缩性，丝瓜藤根①。另一法，黄连大蒜②，煎汁滴鼻适应。

过敏，鼻塞内痒，喷嚏流涕，熬时一阵，它与前者，不同点，可肯定。奈疗法多端，取汁滴鼻③，中草药在推进，冰硼散④少许吹入，促使清醒。

【注释】

①丝瓜藤根：出《医学正传》。丝瓜根和近根三至五尺的藤，

洗净，切片晒干，每天 10g，煎服。

②黄连大蒜：黄连 6g，煎取汁一酒杯，另取大蒜头一个捣取汁，混合滴鼻，每天 3～5 次。

③滴鼻：鲜鹅不食草适量，洗净，捣烂，取汁，滴鼻，每天 1～2 次。或用鹅不食草 6g 研粉末，加凡士林 30g，配成软膏，取少量在鼻腔内涂抹。或鲜鱼腥草 60g，部分捣汁滴鼻，部分加水煎服。

④冰硼散：《上海常用中草药》方，见"急慢性扁桃体炎"。

【按语】慢性鼻膜炎乃鼻腔神经调节功能紊乱，致使鼻黏膜血管扩张，腺体分泌增加。临床特点为鼻黏膜肿胀，黏液性分泌物增多。

治疗方法上，应加强锻练，提高抗病能力。用 1% 麻黄素或 1% 链霉素交替滴鼻，每次 1～2 滴，3 次/日，连用 1 周。或 0.25%～0.5% 普鲁卡因，作鼻丘或下鼻甲前端黏膜下注射，每次 1～1.5mL，隔日 1 次，5 次为一疗程。

副鼻窦炎（锦缠道）

副鼻窦炎，旧称鼻渊脑漏，鼻涕多，臭而带稠，辜负嗅觉难消受。此病顽固，坚决与它斗。

丝瓜藤近根①，相传已久。苍耳散②，排除腐朽。辛荑③藿香猪胆汁丸④，口服药物，那应有尽有。

【注释】

①丝瓜藤近根：见"慢性鼻膜炎"。

②苍耳散：即苍耳子、辛荑花各 10g，研细末，取麦管蘸少量药粉，吹入患鼻内。《证治准绳》方：苍耳子（炒）8g，辛荑仁 15g，白芷 30g，薄荷叶 1.5g。研为细末，每服 6g，食后葱茶汤调下。

③辛荑：即辛荑散（《证治准绳》）。辛荑、川芎、木通、细辛、防风、藁本、升麻、白芷、甘草各等分，苍耳子减半。研为细末，每服 6g，食后清茶调下。主治鼻塞涕出不已，或气息不通，不闻香臭。

④藿香猪胆汁丸：猪胆汁 3 个，藿香 90g，先将胆汁过滤，拌入藿香内焙干研末，米汤泛丸，每次 9g 吞服，每天 1~2 次。

【按语】副鼻窦炎的主要原因有鼻腔炎症、鼻腔肿瘤、外伤、上颌齿源感染、鼻腔异物，常见发热、头痛、鼻塞、流涕。

治疗方法上，宜大量饮水，1% 麻黄素及 1% 链霉素滴鼻，3~4 次/日；上颌窦穿刺冲洗并注入氯霉素 250mg；利用负压把药物引入窦内的取代疗法，适用于全鼻窦炎。保守疗法无效的病人，可考虑行鼻窦引流手术。

鼻息肉（苏幕遮）

鼻息肉，顽固地，阻塞鼻腔，慢慢儿增生。刀圭手术固然精，及早治疗，把它消除平。

石胡荽^①，开锅盖，那点鼻药^②，两者却相对，并驾齐驱不相背，交替施用，注意无妨碍。

【注释】

①石胡荽：即石胡荽散（经验方）。石胡荽、苍耳茎叶、辛荑花各 3g，薄荷叶 1.5g，大梅冰片 0.3g。除大梅冰外，共研极细粉末（忌用火煅），混合研至无声为度，下冰片，研匀后，瓷瓶收贮，勿泄气。用法：口中含水，用药粉少许，吹搐鼻内，一日三四次，至愈为止，一般 3 天可以见效。慢性或年久者二旬可痊，且多根治，不再复发。适应症：副鼻窦炎、鼻息肉、黏膜肿胀、鼻甲肥大均效。注意：本药必须放置干燥处，一经受潮即失效，使用不可间断，凡辣、姜、韭蒜、羊肉、海味发物，皆宜忌口。禁忌：鼻疔（生于鼻孔中急性发生的化脓性炎症）、鼻衄患者忌用。

②点鼻药：即息肉点鼻药，1957 年《中医杂志》处方。硇砂 0.3g，白矾 3g，共研极细末。用火柴棒缠上脱脂棉，点于息肉上。

【按语】 鼻息肉多因鼻腔慢性炎症或变态反应所致。在积极治疗鼻膜炎及鼻窦炎的基础上，可采取手术或激光治疗。

鼻息肉（八六子又一体）

鼻息肉，类似鼻痔，虽摘除要反复。阻塞鼻腔碍呼吸，头昏头痛难过，不闻臭兮芳馥。

小小这点窘蹙，常苦鼻腔鼻窦，急性炎症，加速，外治明矾散^①，与硇砂散^②，勿令长大，使其缩。使用时，手术后两三天，又须三周持续，别传说，用莲须散^③自落。

【注释】

①明矾散：经验方。明矾 30g，甘遂 3g，白降丹 0.6g，雄黄 1.5g。共为细末，吹鼻。

②硇砂散：经验方。硇砂 3g，轻粉 0.9g，冰片 0.15g。研末密封备用。水调匀，蘸点息肉上。息肉摘除后，往往易于复发，如结合使用中药外治，复发机会较少。当鼻息肉摘除 2 ~ 3 天后，选用上述外治药粉，放少许于棉花上，将棉花连药粉送入鼻腔，敷于已摘除息肉的地方，每天换药一次，连续 2 ~ 3 周。

③莲须散：出《山西中医验方秘方汇集》。莲须不拘多少，用新矾焙干研末，吸入鼻内。如息肉往上长，可连吹数次，息肉自落。

【按语】本词的内容与上条的内容对勘，相连阅读，以臻完美。

急慢性扁桃体炎（疏影）

扁桃体炎，辨证分急慢，别有称呼，单蛾双蛾，吞咽困难，发热咽痛为主。吹喉冰硼^①西瓜霜^②，人指甲^③，大小蜘蛛^④。体温高，用抗生素^⑤，一枝黄花^⑥消除。

慢性反复发作，山豆根⑦煎汤服，配山慈菇⑧，酌加冰片，研极细末，外用效亦相符。可是枝节丛生哪？去了它，旷古所无。相信它，科学实践，不致率尔操觚。

【注释】

①冰硼：即冰硼散（《外科正宗》）。冰片1.5g，硼砂、元明粉各15g，朱砂1.8g。研极细末，以吹喉器吹之，重者日吹五六次立效。

②西瓜霜：《疡医大全》用大黄泥钵一个，将西瓜一个照钵大小，松松装入钵内，将瓜切盖，以皮硝装满瓜内，仍以瓜盖盖之，竹签扦之，再以一样大之黄泥钵一个合上，外用皮纸条和泥将缝封固。放阴处，过数日，钵外即吐白霜，以鹅毛扫下，仍将钵放阴处，再吐再扫，以钵外无霜为度。每用少许吹喉，治喉蛾喉痹。

③人指甲：单方。清水洗净，瓦上焙，黄色为度，每甲末0.3g，加冰片0.3g，研细吹之。

④大小蜘蛛：经验方。大蜘蛛一个，入倾银罐内，加生明矾10g（煅枯），冰片0.3g，研细吹之，有毒，勿咽下。或用《中草药新医疗法资料选编》法：取红枣或黑枣两个去核，在陈旧的房内墙壁或门后选找蜘蛛窝，取出窝内的小蜘蛛，分别放在两个红枣内，再用一小束头发扎紧，放在火炭灰里，煨成焦炭，取出研成细粉，装入小纸筒内或小竹管内。先叫患者吞下一小口温开水，张大嘴，将此药吹入，重者2~3次即可，每日1~2次为佳。

勉斋医诀与医话

也可将药粉与麻油调成糊状，涂入咽部。

⑤抗生素：主要指青霉素、磺胺药、四环素等。

⑥一枝黄花：即一枝黄花汤。一枝黄花、大蓟根、白花蛇舌草、夏枯草各10g，煎汤口服，每日1次。

⑦山豆根：单方。山豆根10g，甘草3g，水煎服。

⑧山慈菇：单方。山慈菇、山豆根等量，酌加冰片少许，研末，吹患处。

【按语】急慢性扁桃体炎是咽喉部常见的病症。主要病菌为乙型溶血性链球菌、葡萄球菌、肺炎双球菌等。急性扁桃体炎反复发作即为慢性扁桃体炎。

一般治疗，注意口腔卫生，使用抗生素。如引起扁桃腺脓肿，需切开排脓。在炎症控制1个月后，可行扁桃体切除术。

急慢性咽喉炎（双双燕）

急性咽喉炎，致病的因素，绝大部分，由于感冒，咽部充血引起，中草药一见喜①，对此症简效无比。大青②，鱼腥③，板蓝根④，清热解毒姚美。

慢性，咽干失润，急需滋养药，新方四阴⑤参麦六味⑥，壮水之主顾本，古人经验理论。长时期，羸弱适应，誓把嗓子治好，长期服药要紧。

【注释】

①一见喜：出自《上海常用中草药》。又称穿心莲，为清热

解毒的中草药。每服 5～10g 煎服，或 1～1.5g，研粉装胶囊吞服，外敷适量。主治菌痢、肠炎腹泻、扁桃体炎、咽喉炎等。当今有制剂如穿心莲片进入医疗市场，疗效较好，为人所熟知。

②大青：即大青叶 10～30g 煎服。清咽解毒。

③鱼腥：即鱼腥草，水煎服，量不拘。治咽痛红肿。

④板蓝根：10～30g，煎服。治咽喉红肿。

⑤四阴：即四阴煎（张景岳方）。生地黄、麦冬、白芍、百合、沙参、茯苓、生甘草。

⑥参麦六味：经验方。人参、麦冬、熟地黄、怀山药、山萸肉、茯苓、生甘草。

【按语】急慢性咽喉炎为咽喉黏膜下组织与淋巴组织的急慢性炎症。溶血性链球菌、葡萄球菌、肺炎双球菌为主要的致病菌，其次为病毒感染。

治疗上，应经常保持口腔卫生，可用 2% 的硼酸液或 1：2000 的呋喃西林液或 3% 的盐水含漱。配合抗生素和抗病毒的治疗；并用华素片含服。

急性结膜炎（卜算子）

急性结膜炎，痛苦诚无限。一把羊蹄①齐捣烂，点点滴入眼。

轻证清肺火，栀芩桑皮供，实则泻之必要时，龙胆②大黄③用。

【注释】

①羊蹄：出自《常用中草药手册》。羊蹄即用其鲜草 60g，洗净捣烂，榨汁过滤消毒，滴眼，每日 2～3 次。

②龙胆：即龙胆泻肝汤，见"慢性肝炎"。

③大黄：即大黄黄连泻心汤（《伤寒论》）。大黄、黄连。

【按语】急性结膜炎俗称红眼病、火眼，系由细菌和病毒感染结膜而引起的急性卡他性炎症。多见于春夏季节。隔离患者，消毒处理患者用过的东西，做好个人卫生，不用手揉搓眼睛。局部滴抗生素眼药水，如 0.25% 氯霉素眼药水等。睡前涂抗生素眼膏，如金霉素眼膏等。

视网膜脉络膜炎、中心性视网膜炎（迷神引）

视网膜脉络膜炎，多发于青壮年。自觉视蒙，感官苦缠绵，如云雾，如变形，一联串。他与结核，或其他，慢性病灶，有关联。

视炎方一①，补肾益精先；更加明目，力倍添。视炎方二②，治黄斑，更明显，反光恢复，棕红色，快退迁；原方加熟地，石斛鲜。决明必须兼，两周痊。

【注释】

①视炎方一：湖北省宜昌市经验方。主治视网膜脉络膜炎。处方：玉竹、草决明、望月砂、夜明砂各 10g，制何首乌、桑椹各 15g，甘草 6g，红枣 5 枚。水煎服，每日 1 剂。忌服茶水。治

疗 100 例，一般服至 3 ~ 10 剂视力提高，若原视力 0.5 以上，服 10 余剂即增至 1.0。

②视炎方二：江苏省建湖县经验方。主治中心性视网膜炎。处方：生地黄、熟地黄各 15g，全当归、怀山药、夏枯草、炒杜仲、连翘、金银花、麦冬各 10g，五味子 3g，煅石决明 25g。例如治钱某，男，56 岁。患中心性视网膜炎，服上方 2 周后，黄斑反光恢复，四周棕红色亦有明显减退。原方减熟地，加草决明、鲜石斛，继服 2 周后，黄斑四周棕红色消失，视力增加到右眼 1.2，左眼 1.5。

【按语】西医认为，此两种眼病为眼底疾病，其临床特点为视力减退，视野改变。眼底检查有相应的眼底病变，而外眼则正常。常见病因有感染、血管性疾病、营养不良及变性等，往往与全身疾病有关，如结核、梅毒、高血压、糖尿病、血液病等。

在治疗上，应针对病因进行治疗，特别是全身性疾病。支持疗法，如维生素 C、维生素 B_1、维生素 B_{12}、路丁、肌苷和三磷酸腺苷等。皮质激素的应用要慎用，如有感染者在控制感染情况下可使用，中央视网膜病患者不宜用。

青光眼（阳春）

青光眼，临床上，有急慢性二种。致病的原因，眼压高，令人大伤脑筋，视力窄，急性者，眼红痛频，偏头痛恶心呕吐，病变容易误诊。

慢性青光眼，其经过，缓慢中，逐渐沉沦。早期视野萎缩，论手术，不是先行，中药困者适应。泻肝散①，急性堪遵。槟榔片②，慢性亦满意，视朦双轮。

【注释】

①泻肝散：出自《农村常见病防治手册》。主治急性充血性青光眼。处方：大黄6g，龙胆草3g，元参6g，车前子15g，当归12g，黄芩10g，知母12g，羌活6g，桔梗6g，元明粉6g。水煎服。可使眼压下降。

②槟榔片：即槟榔抗青光眼药水（广东省中山医学院附属眼科医院）。制法：取槟榔200g，加水900～1000mL，煎30分钟，滤出药液，合并滤液，浓缩至200mL，加少量尼泊金或三氯叔丁醇防腐。调pH至6～6.5，静置1～2天，滤去沉淀，即可用。亦可加入药液总量2%～4%的甘油作稳定剂。以后若析出沉淀，滤后可继续使用。用法：滴眼，每5分钟一次，共6次；随后半小时1次，共3次；以后按病情每20小时1次。疗效：治疗急性充血性青光眼9只眼，在1～20小时内控制眼压，慢性单纯性青光眼亦获得满意疗效。

【按语】青光眼是以眼压间断或持续增高、视神经乳头凹陷和萎缩、特征性视野缺损以及视力下降为特征的眼病。由全身或眼局部疾病所致的眼压升高称继发性青光眼，反之为原发性青光眼。多有家族史，常双眼发病。治疗方法上，原发性闭角型青光眼，急性的用1%～2%毛果芸香碱液滴眼，每5分钟1次，共3

次，以后每 4 ~ 8 小时 1 次；醋氮酰胺 500mg 口服 1 次，以后用 250mg，每 6 ~ 8 小时 1 次。这些药物不能将眼压降至正常者，可用高渗剂甘油按体重 1 ~ 1.5g/kg 与等量生理盐水混合口服。有恶心呕吐者，用 20% 甘露醇溶液按体重 1 ~ 2g/kg 静注或半小时内完成静滴（有心脑血管病患者需请心内科会诊）。慢性闭角型青光眼、原发性开角型青光眼、先天性青光眼等不同类型的，需去眼科专门治疗。

麦粒肿（一丛花）

急性化脓性炎症，偷针麦粒肿。眼睑部红肿难动。问其原因，脾经有热，清散脾热，那清脾饮[①]，其法可追踵。

外治法清火眼丸[②]，排脓毋使壅。对反复发作患者，挑治法[③]，选点宜懂。草药治疗[④]，地胆头等，随地采用。

【注释】

①清脾饮：出《审视瑶函》。薄荷、枳壳、陈皮、赤芍、栀子、黄芩、藿香、防风、升麻、生石膏、生甘草。

②清火眼丸：经验方。黄连、黄芩、大黄、冰片、龙胆草等。已有中成药。

③挑治法：于肩胛区进行挑治或在大椎旁开五分，取对侧穴位挑治。对易复发的麦粒肿效果较好。

勉斋医诀与医话

④草药治疗：地胆头 15g，穿心莲 10g，旱莲草 15g，蒲公英 15g。水煎服，药渣敷眼。

【按语】麦粒肿又称睑腺炎，俗称偷针，系眼睑腺体急性化脓性感染所致。如眼睑毛囊皮脂腺感染，为外麦粒肿；睑板腺感染，为内麦粒肿。

治疗上，局部用抗生素眼药水或眼药膏，如 0.25% 氯霉素眼药水，0.1 利福平眼药水，或 0.5% 四环素眼膏，0.5% 红霉素眼膏。局部湿热敷，或超声波和红外线照射。已成脓时，切开排脓，注意勿挤压，以免引起败血症。

龈炎与口腔炎（钗头凤）

坏死性，龈口炎，通常称走马牙疳。到如今，经探索，霜梅乳没[①]，制成为散。撒！撒！撒！

口腔炎，口糜烂，多数患女少患男。方药简，面烧灰[②]，加些冰片，不必多沾。吹！吹！吹！

【注释】

①梅霜乳没：北京口腔医院方。白信、川柏、川连、甘草各 3g，青黛 6g，冰片 5g，硼砂 12g，乳香、没药各 15g，红枣 30g。主治坏死性龈口炎。用法：轻轻刮去牙垢及牙周腐败组织，用 3% 双氧水或高锰酸钾溶液洗患处，涂擦梅霜乳没散。疗效：治疗 381 例，有效率达 96.4%，一般用药 1~2 次治愈。

②面烧灰：即面冰散，江苏响水县报道。主治口腔炎（小儿

口糜疮）。处方：小麦面烧灰 2 份，冰片 2 份。用法：将上药混合研细，用时将药粉吹在患部，每天 2～3 次。疗效：治疗 100 余例，有效率 95% 以上，一般治疗，3～5 天即愈。

【按语】龈炎是牙周炎的一种，口炎即口腔炎，是同在口中发生的病症，但二者是不同的。

在治疗方法上有一致性，一般需保持口腔的卫生和清洁。若有全身疾病引起的必须进行病因治疗，以改善机体的抗病力。有急性炎症的需用抗生素或其他消炎药。必要时需手术治疗，如手术刮除牙周袋等。

其他

急性淋巴结炎（河满子）

急性淋巴结炎，多为葡链球菌。它出现韧实肿物，可用手法触诊。部位压痛固定，继发脓肿防谨。

早期黄柏散①敷，与芙蓉叶制膏②。发热须清凉解毒③，便秘大黄冲泡。严与结核鉴别，毋视妖魔轻小。

【注释】

①黄柏散：经验方。黄柏、姜黄、大黄、白芷各 60g，花粉 125g，南星、厚朴、陈皮、苍术、甘草 25g。研末，冷天用酒调，

热天用油或茶汁调。

②芙蓉叶制膏：经验方。芙蓉叶研末，用蜜或油调成，或用凡士林制成2%软膏。

③清凉解毒：出自《农村常见病防治手册》。野菊花15g，蒲公英15g，连翘、赤芍各10g。水煎服。如有便秘，可加大黄10g。

【按语】软组织急性化脓性感染病灶，如疖，其炎症经淋巴间隙蔓延到淋巴管内，引起淋巴管急性炎症，称急性淋巴管炎。其炎症继续扩散到区域淋巴结，则引起淋巴结炎。致病菌常为金黄色葡萄球菌和溶血性链球菌。治疗方法，及时治疗原发病灶，抗炎、抗菌治疗。如形成脓肿，应切开引流。

急性淋巴管炎（破阵子）

急性淋巴管炎，浅在深在辨明。一条或多条红线，它与痈疖有关系，俗称红丝疔。

深在不见红线，红线用梅花针[1]，发热时抬高患肢，却与五味消毒饮[2]，炎症自退清。

【注释】

①梅花针：用梅花针沿红线叩打至轻微出血，或皮肤消毒后用三棱针沿红线分段浅刺至微出血。

②五味消毒饮：出自《农村常见病防治手册》。银花、野菊花、蒲公英、紫花地丁、紫背天葵各10～15g，加半枝莲、七叶

一枝花各 15g。

【按语】可参阅上条的"急性淋巴结炎"，其发病与治疗基本一致。

急慢性骨髓炎（满庭芳）

病变特殊，抓紧治疗，急慢性骨髓炎。截肢残废，忆苦泪暗潸。憎寒壮热开始，急性期，急消①②勿延。慢性期，托里③排脓，补中加川连。

外治急性期，芙蓉叶④等，粉末研细。慢性生肌散⑤，效亦不愆。对此进行抢救，三彻底⑥小儿安全，关键是，争取分秒，作战肩并肩。

【注释】

①急消汤：经验方。金银花 60g，紫花地丁 30g，桔梗、茜草、甘菊花、天花粉、生甘草各 10g，贝母 6g，黄柏 3g。水煎服。

②定痛消肿汤：经验方。当归、牛蒡子、紫花地丁、野菊花、黄连各 10g，赤芍、天花粉、乳香、没药、陈皮各 6g，金银花 30g，蒲公英 30g，连翘 12g。水煎服。主治憎寒壮热、消散炎症，用于急性期。

③托里：即托里汤，经验方。当归、熟地、连翘各 10g，绵芪、党参各 12g，陈皮、白术、炒川连各 6g，金银花 30g，白芷 5g，蒲公英 15g，地鳖虫 3g。水煎服。托里排脓，生肌补骨，用

于慢性骨髓炎。

④芙蓉叶：经验方。芙蓉叶 21g，黄柏、樟脑、大黄、白芷、姜黄、花粉、紫荆皮各 6g，雄黄 5g。研细末，醋调敷患处，干后再搽，一天可搽 10 余次。

⑤生肌散：经验方。龙骨、炉甘石各 6g，梅片 0.3g，紫贝齿 5g，白芷 3g。研粉末，用纱布条填塞。

⑥三彻底：经验方。即死骨摘除彻底，脓腔清除彻底，瘘管切除彻底。

【按语】急性血源性骨髓炎最常发于 3～15 岁儿童和少年长管骨的干骺端。常见的致病菌是金黄色葡萄球菌，其来源多为自身其他部位的感染灶，经血液循环至长骨干骺端而发病。早期以骨质破坏、坏死为主，后期以新骨形成为主。治疗方法，早期联合应用大剂量有效的抗生素（进行药敏试验后选择药物）。局部减压和引流。抬高患肢及制动，以利患肢恢复。

下肢溃疡（锁窗寒）

下肢溃疡，古称臁疮，病因多端，主要原因，久立负重使然，最明显，下肢静脉，隆起常堆积成团，形成曲张，这是本病，表现特点。

治疗，不困难，用白糖胶布①，紧贴数天，或胶骨灰②，自制不费一钱。谈防护，锻炼身体，休息时患足抬高，若愈合，仍应保护，持久得安痊。

【注释】

①白糖胶布：经验方。疮面洁净后，用白砂糖铺满溃疡面，然后用胶布作叠瓦状贴紧，3～5天换药一次。

②胶骨灰：经验方。将破胶鞋底烧灰，加棉油或菜油适量，调成糊状，先用茶叶水将伤口洗净，再涂药（仅供参考）。

【按语】 下肢溃疡多因单纯性下肢静脉曲张所致。开始时患肢有酸胀不适和疼痛感觉，站立时明显，行走和平卧时消失。长期病情进展，出现皮肤萎缩、脱屑、瘙痒、色素沉着、皮肤硬结而形成溃疡。

治疗方法，手术如高位结扎大隐静脉或小隐静脉，剥脱曲张的大隐或小隐静脉，结扎功能不全的交通支。在此基础之上，进行一般外科的溃疡处理，如抗生素内服或外敷，促进溃疡面清洁收口。

血栓闭塞性脉管炎（雨霖铃）

血栓闭塞性脉管炎，古称脱疽，属于五败之症，灵丹难效，只有割。到了现在，毛棣猪蹄①竟治愈。探病机，中小动脉，内碍增厚碍难疏。

本品直立在山坡，互生，叶披绒毛，边缘呈锯齿状，青绿色，属冬青科，称毛冬青，那受寒不凋好抚摩。论药理，科学研究，加强切磋磨。

【注释】

①毛棣猪蹄：经验方。别名毛棣树、水火药以及落霜红等。味苦涩、性寒。功效：消炎止痛，脱腐生肌。改善血液循环。用法：根 90～150g，或半斤至一斤，加猪蹄脚一只，或猪骨适量，水煎服，每天一剂，40 天为一疗程。毛棣树 90g，水煎浸泡患肢，每天 2 次，每次 30 分钟。随服药时间的增长、病变的情况，可适量增加用量，亦无副作用。有溃烂组织坏死者，加用拔毒生肌膏，一般在 1～2 周内疼痛消失，局部颜色转红，动脉恢复跳动，溃疡部位坏死组织脱落，新生肉芽增长。60 天左右溃疡被皮包裹，伤口愈合而痊愈。

【按语】血栓闭塞性脉管炎又称伯格病，是一种慢性进行性动脉和静脉同时受累的全身性血管疾病。主要侵犯四肢，尤其是下肢的中小动静脉。病人绝大多数为男性青壮年。病变为血管内膜增厚、血栓形成甚至闭塞。

治疗方法，一般严禁吸烟，防止受冷、受湿、过热、外伤，疼痛可用安乃近、消炎痛、强痛定等止痛药。伯格运动法：平卧，将患肢抬高 45 度以上，维持 1～2 分钟，再在床边下垂 2～3 分钟，并作足部旋转、伸屈活动，反复作上述锻练 20 分钟，每天数次，以促进侧支循环建立。

附：中医药治疗本病的有效方法

①四妙勇安汤：玄参 10～15g，金银花 10～15g，当归 6～12g，甘草 6～10g。每天 1 剂，煎两次，混合共成 200mL，分 3 次，饭前服。

②当归四逆汤（《伤寒论》）：当归 15g，桂枝 6g，芍药 10g，细辛 1.5g，甘草 15g，通草 6g，大枣 5 个，水煎服，每天 1 剂。

③针灸治疗：主穴大渊、合谷、太冲。配穴足三里、三阴交、八风。

内痔脱垂（河传又一体）

痔疮，痔疮，静脉曲张，形成痔疮。内痔脱垂，显得坐立无方，痛苦感异常。

羊蹄①捣烂为泥状，把它上，上在痔核上。煞时间，奏凯还，虽顽，从此得安闲。

【注释】

①羊蹄：浙江瑞安市汀田村防治站方。主治内痔脱垂。制法：将羊蹄根洗净切碎，置于石臼内，加入少量白酒，捣烂成泥状，搓成长二寸、宽一寸的圆蚕形药块，置于密封干净罐内备用。叶甘寒，煎服可治痔疮、便秘。羊蹄根草药应新鲜，一次（一个疗程）宜制 4~5 个。多余的羊蹄根可连泥块存放。用法：病员卧床，清洁布放上羊蹄药泥，敷在脱垂的内痔上，再将布带栓于腰间，系紧。病者卧床休息，一日换药一次，5 天为一个疗程。药泥必须时刻冷敷着脱垂的痔核。饮食宜清淡，忌辛辣、烟酒，大便保持通畅。若有便秘，服羊蹄叶汤。一般痔核嵌顿患者上药当天疼痛减轻，发冷发热症状消失。

说明：①羊蹄草药湿冷外敷，较枯痔疗法（枯痔丁成分三氧化二砷）有更大的适应证，未发现有副作用。妊娠、严重高血压、心脏和肝脏病患者都可适用。②羊蹄草药有改善病灶局部静脉之曲张充血、增强局部表皮抵抗力、使充血的毛细血管趋于平静、抗菌消炎等优点。③醋酸铝液冷湿敷减轻疼痛，但有可能使血栓更大或破裂流血，热坐湿热敷使局部剧烈灼痛，患者极其痛苦，而羊蹄草药具有两者之优点，无任何不良反应，胜于目前现代医药各种一般疗法。

【按语】痔疮是齿线两侧直肠上、下静脉丛的静脉曲张引起的团块，可出现出血、栓塞或团块脱出。一般治疗应改进饮食，保持大便通畅，热水坐浴，肛管内注入消炎止痛药的油膏或栓剂。注射疗法用于痔疮出血，可采用硬化剂局部注射。冷冻疗法适用于较小的出血性痔。手术疗法有结扎法、胶圈套扎疗法、痔切除术、痔环形切除术、血栓外痔剥离术等。

烧伤烫伤（山亭柳）

烧伤烫伤，事故重预防。急抢救，护理当。旧称面积过大，认为不免死亡，如今医院治绩，大放光芒。

烫伤用东方一号①，药膏涂上获安康。古中药，发扬，四黄做成油膏②，地榆黄连③等方。疮面更好处理，感染可防。

【注释】

①东方一号：上海中药制药三厂出品。处方：煅石膏、煅甘

石、冰片、黄柏、地榆等。功能：排脓、拔毒、去腐、生皮、长肉。适应证：烧伤，老烂脚，挫裂创口，褥疮，手术后创口感染，冻疮溃烂，慢性湿疹及常见疮疖。用法：先以干棉球轻轻擦去创口脓液，用75%酒精作创面周围消毒，切忌用水冲洗。如疮口周围皮肤发黑感硬，需用华陀刀或消毒小刀刺破，放出瘀血。将药膏薄薄的涂在半透明纸或其他不渗油的纸上，剪成适当的小块，贴于创面上。在药纸外覆盖纱布或草纸等吸水纸。若创面较深，需用棉花垫于药纸外层，再用绷带扎紧，这样使药物与创面充分接触，便于分泌物外渗。使用时分泌物多的，每日换药一次，少的隔1~3天换药一次。药膏宜放阴凉处。现用现摊，用后将瓶盖盖紧，防止污染。

②四黄做成油膏：出自《中医学新编》。处方：黄连60g，黄芩150g，黄柏60g，寒水石60g，生地榆150g，大黄150g。各药共研细末，以香油烧开放冷用，调成泥膏样。用法：先将未烧伤周围的皮肤用肥皂水冲洗，创面用生理盐水洗，大水泡剪一小口，保留表皮，将液体排出，已溃的水泡，则切除表皮。创面处理后，将四黄油膏直接搽上。功效：有清热泻火、燥湿解毒，收敛止痛的作用。

③地榆黄连：即地榆黄连素烧伤散（《中医学新编》）。处方：地榆粉100份，黄连素24份。研为细末备用。用法：将药粉撒于烫伤患处，或配成溶液湿敷。功效：有泻火解毒、消炎止痛、收敛止血的作用。

【按语】烧伤烫伤是一种常见病，首先要计算面积和深度，还需要密切观察创面的变化和全身的情况，警惕并发症的发生。

面积计算：以手掌法来计算烧伤面积，伤者的一手掌占体表面积1%。

深度识别：1度，仅伤及表皮。2度，深达真皮，局部出现水泡。3度，伤及皮肤全层甚至深达皮下、肌肉、骨。

严重分度：轻度，2度烧伤面积9%以下。中度，2度烧伤面积10%～29%；或3度烧伤10%。重度，烧伤总面积30%～49%；或3度烧伤10%～19%；或面积虽未达到，但已有并发症，呼吸道烧伤或有较重的复合伤。

治疗方法，保持烧伤处清洁卫生，防止和清除外源性污染。预防和防止低血容量和休克，治疗局部和全身的感染，用手术和非手术方法促进创面早日愈合，尽量减少瘢痕所造成的功能障碍和畸形。

后记

　　许勉斋老师与我是同乡的师生关系和忘年交，当时还有一位同学（李官火，惜乎！于2014年因病离世）也是同乡，且是我的下届同学。我们几年的大学业余生活基本上在一起度过。尤其每逢周日外出，都是许老相约。那是上世纪70年代，每周六晚餐时间，许老要经过我们筒子楼学生宿舍前的小路，这小路直达学校的食堂，是学校唯一的、师生共餐的食堂。由于是师生共用的食堂，许老常年在此，不过他买好饭菜常带回寝室。许老身材魁梧，人高马大，他总是拎着三层搪瓷的饭盒，微低着头，匆匆而行。他买好饭后必然来我们寝室一转，问晚上和周日的安排，当我们说"没有事"时，他就说：一起去玩吧！随即就转身离开。

　　周六晚上，我们常在他宿舍里唱词牌，用一只直径约有80厘米的大鼓和约50厘米的钹，击鼓打钹，非常热闹，唱的大多为毛泽东诗词，如沁园春、满江红、水调歌头、卜算子、清平乐等。许老一边击鼓一边打钹，昂头晃脑，大唱不休，待到口干舌燥，大汗满面时才休息一下，喝茶谈笑。他说："古时的文人雅士都会填词，每一个词牌都能唱，好像现在的曲谱，所以很有娱乐性，用于枯燥无味的中医药歌诀的背诵是很适宜的。"正是由于此中用意，许老开始了《勉斋临证歌诀》填词模式的编著。他

214　　　　　　　　勉斋医诀与医话

在临床带教时，每逢西医诊断明确的病人来就诊，见到我们四诊之后无方可用，他很无奈，想尽方法，想用方剂歌诀的方法要我们背诵，于是在诊余填写了诸如糖尿病的词牌——"河传"，曰："糖尿，探讨，药滔滔，桂附八味古调。玉液滋脬有疗效，饮食控制亦重要。千金黄连丸加味，密陀僧，茄根或酒下，蚕茧汤，玉米须，菠芹，做膳法周到。"填好后，又讲解其中内容的意义，这个词牌的意思是："糖尿病（一般指的是中医的消渴病），自古以来医家研究、探讨，发现了很多的方药，可谓方药滔滔不绝。桂附八味丸是古代医家治疗消渴的古方，玉液汤、滋脬饮也有一定的疗效，饮食（即糖类等碳水化合物）的适量控制也很重要。《千金方》中的黄连丸增减应用，密陀僧、茄根、蚕茧、玉米须煎汤，菠菜、芹菜做菜肴为膳更周到。"这样精巧的概括很适合我们临床记忆和应用。许老嘱我们熟背，临证时，碰上糖尿病患者，很管用，心中暗背词牌，这样就不致于手足无措了。

当初是尝试，通过我们较长时间的临床实践，认为这样的临证医诀可以用。大家一致要求许老师继续编下去，供我们临证实习之用。就这样日积月累，终于编成了上百首。后因他年事已高，又身患高血压病，不可能再花精力编著下去。因此，今天读者看到的是其未完稿。后许老中风，卧病在床，嘱我把此稿编下去，并要求公之于世，以利后学。但我不会填词，又失去许师的指导，且懒于自学，只能把许老已成之作加以整理，于 1985 年 3 月 17 日匆匆地内部印行 250 册，赠送给全国各地中医药名家，得到大家一致好评，也获得了一些积极建议，如有的要求续编下去，有的要求公开出版发行，有的老师为此作纠正了个别不足之处……在此一并致谢！

光阴似箭，瞬间30多年又过去了，为告慰老师的谆谆教导，完成老师心愿，特在自己晚年之隙，在学生们（魏浩然、思璎桀、刘洋、张永康、何艺韵、许群瑶、孙谈婷）的帮助下，重加整理，以供于世。希有幸见到此作者，不吝赐教。

董汉良　2015 年 12 月 1 日于沪上同润家园寓所

勉斋医诀与医话

勉斋医话

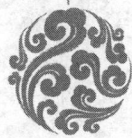

前　言

　　《勉斋医话》是许勉斋老师于 20 世纪 40 年代在浙江中医专科学校任教时的教余诊暇之作，撰写成后当时曾由其学生孙旦平、方崇仁参校而问世。

　　此作得到中医药界老前辈的认同和赞许，其中杨则民、徐究仁、王治华为《勉斋医话》作序，可见一斑。

　　许老师，浙江余姚市人。1933 年毕业于浙江中医专科学校，毕业后在校任教，从事中医药教育工作，在教育工作中刻苦研究教学和中医药，博学强记，勤奋苦学，常年累月为师生服务。在学术上强调打好基础，继承前人的学识，然后发扬光大。他常告诫我们：《黄帝内经》《伤寒杂病论》一定要熟读，重要经文和条文还要背诵。《伤寒杂病论》他自己能背诵如流，尤其《金匮要略》的整本内容都能背出来。那时候，他带教我们，在内科门诊时，他在望诊、切脉等四诊后，就开始讲述病证，常将《金匮要略》中的相关条文背出来，与病情完全一致，真正做到了"活学活用"，教育了我们。我记忆犹新的几十年前一件事：当时有一位中年女士得了神经衰弱症，夜不能眠，已有 10 余年，烦躁不安，身体消瘦，多处求医不大见效。许老经四诊后告诉我们，用酸枣仁汤治之，我们知道此方名，但不知道具体内容，许老曰："虚劳虚烦不得眠，酸枣仁汤主之。"（《金匮要略·血痹虚劳病脉证并治第六），接着又背出了"酸枣仁汤"的方歌："酸枣二升先煎汤，茯知二两佐之良，芎二甘一相调和，服后安然入梦乡。"我们称赞不绝，暗暗佩服，深感老一辈中医功底的深厚。以后许老又详细介绍了该病的病机与辨治。经 3 个多月治疗，这个患者的病完全治愈了。

在继承的基础上，许老又很重视新鲜事物的学习和发扬，如"文革"中大力推广中草药，提倡"一把草，一根针"治病，他的许多病例中应用民间草药治疗，也取得了一定效果。他告诫我们：要学习，但要一步一步来，慢慢认识和提高。如他用鱼腥草治感冒，说："有效果，无毒副作用，可以自己种，随时可以用。"许老离开我们已有 30 多年了，但他的精神、学术经验永远留给学习中医药的后来者。今天把他的著述整理出版，希冀为中医药这一中国的瑰宝增砖添瓦。

董汉良
2015 年 12 月 8 日
于上海同润家园寓所

勉斋医诀与医话

杨　序

宋元以来，文士之撰辑诗话词话者，日以浸多，吾医受其影响，亦有医话之作，或刺前贤绪论而申以己意，或采先哲治验而标以门类，使读者有触类旁通之乐，而无摘埴索涂之苦，洵医林之盛事也。其有独揭己见、微引平素验案而为医话者，体虽未纯，要之能启后学之睿智，则彼此同之已。《勉斋医话》述其十余年来为人治疗之验案数十则，断病决药，确乎不拔，间附所见以论病，往往有独到处，可谓善于用思矣。书成，问序于余，因书此以发其端云。

中华民国二十五年六月杨则民序于杭市祥林医院

徐 序

　　许子勉斋，博学强知之士也，其为人沉默有断，而邃于医。尝于医校讲授之暇，复将平日会心所得，著有《勉斋医话》一书，稿既竟，丐序于余。展卷读之，匠心独出，语多警惕，可以矫苏派之懦，可以远温补之蛮，殆周学海随笔之流亚欤。尝闻许子之言曰："治病之要，不外虚实之两途，夫有者为实，无者为虚。虚者补其所无，扶正是也；实者去其所有，驱邪是也。病苟实也，攻其邪而正自复；病苟虚也，补其正而邪自去。然世之因虚致死者十之一，因邪气深固而死者十之九，此无他，医为之也。盖时师之弊。动手蛮补者，固无论矣，其有号师叶派，法尚轻灵，见可汗而不敢汗，见可清而不敢清，见可下而不敢下，每以疲药塞责，因循坐误，卒致邪气深锢，危亡浸至。是非死于病，实死于医者无胆识耳。"许子此言，不亦可以发天下之聩乎。睹其伤寒门治郑贻金、鲁金抒诸案，毅然决然用汗清下诸法而治愈甚速，譬如寇氛方张，发直入之兵以挫其势，然后图包剿之术而聚歼之。法至良，势甚利也。余书至此，适有客来，笑披许子之稿而议之，对某庵妙尼肿胀一案，颇以药治寒凉为嫌。余曰："维维否否，子独不见夫《内经·至真要大论》乎？病机十九条，

222

条属五脏者各一，属上下者各一，属风寒湿热者各一，而属火热者独居其九。妙尼之腹胀，即诸胀腹大，皆属于热也；妙尼之水肿，即诸病胕肿，疼酸惊骇，皆属于火也；妙尼之神昏，即诸狂躁越，皆属于火也。病既属火属热，又何寒凉之足虑？"客幡然而悟，欣然而去，盖深服许子之有卓识也，因并述之以为序。

中华民国二十六年五月徐究仁序于杭市义井巷之双柳轩

王 序

　　评论国医之优劣者，向分两途，一谓学识渊博者优，一谓经验丰富者优。前者以为览书愈多，而见识愈广，见识既广，则认证明确，对症发药，病无不可治矣，故优。后者以为诊病愈众，则经验愈多，经验既多，则辨证不误，药必中鹄，病亦无不可治矣，故优。予独以为，学识经验相辅而行，不可偏废者也。有学识而无经验，则为纸上谈兵，无补实际，虽优亦劣；有经验而无学识，则为知其然而不知其所以然，刻舟求剑，必难化裁，虽优亦劣。故予谓学验并富，始得为国医之优秀者也。然则既博于学识，又富于经验之全才岂易得耶？吾于许兄勉斋见之矣。勉斋博览群书，学参中西，历年以来，诊病既多，经验益富，平居喜于撰述，故著作甚丰，但不愿轻于问世耳。此因同学诸君促其先行出版医话，以便遵循。夫《勉斋医话》，系其历年治疗之经验，与夫平日学理之心得，辑纂而成，言论晓畅，使阅者明如观火。此以出版在即，促予为之序。予深佩勉斋有阐扬吾国医药之决心，负有宣传吾国医药之使命，将来出版之书，当源源而来，纸贵洛阳，意中之事，岂仅此数十则医话而已哉。

　　中华民国二十六年四月王治华序于浙江中医专科学校教务处

自 序

　　医话与医案，微有不同。医案者，不过记录病因、症状、脉象、治疗等，方式虽有出入，然大旨固不能外也。医话则不然，其范围之广泛，体例之参差，各有不同。有评判中西医之短长者，如和田启十郎是；有针砭市医之恶习者，如徐灵胎《慎疾刍言》是；有叙述治病经验、发挥医学原理者，近人秦伯未所辑之《清代名医医话》大率类是。予之所述，亦大率类是。此将所述旨趣而一言之。夫医者之有医话，犹学者之有笔记，所以免遗忘，抒心得，使读者觉平易显明，容易了解，大之可启发心灵，以资模仿，小之可信手拈来，以作消遣，不若词艰义涩之《内》《难》《甲乙》。每一展卷，辄致昏昏欲睡也。语云："行远自迩，登高自卑。"凡事皆然，治医何独不然，窃思晚近国医，专以俚俗之书，以为入门不二之秘，未免所见太隘，而好高骛远，专以复古为满足者，亦属非计。总之吾人治医，除探求理致外，第一须以经验为目标。国医通病，大抵学理自学理，经验自经验，合学理经验而冶为一炉，非医话其谁欤。予不敏，尝以此自勖者勖人。惜才力有限，所述平凡，不足以启发心灵，学者其视作消遣品可也。

　　　　中华民国二十六年夏月许勉斋自序于西子湖滨之旅次

目 录

勉斋医诀与医话

伤　寒

子和治病，大声疾呼，提倡汗吐下三法，所以匡蛮补之弊也。予治伤寒，当汗则汗，当清则清，当下则下，亦所以救时师因循坐误之非也。慨自清代以前，用麻黄柴葛治热病固非，清代以下，辄师叶氏轻剂为得法，亦属非是。要知伤寒初起，利在汗，汗之不已，利在清，清之不已，利在下。譬如用兵，贼寇初来侵犯，则严阵以攻破之，攻之不破，扰及内地，则乘势而痛剿之，断不可旷日持久，以致坐张寇氛。吾人治伤寒亦然。民廿五[①]年秋，吾乡患伤寒者甚多，予用上述诸法治愈者殆不胜数，此据三案以为例。

一曰汗。如治郑贻金内患感，头痛如劈，壮热无汗，口渴引饮，神情躁扰，坐卧靡宁。予用大剂薄荷、苏叶、川连、连翘、黑栀、郁金、竹茹、滑石、杏仁、黄芩之属，一剂而汗出如洗，遂即热退身凉，调理而愈。

二曰清。如治郑志傅患感，经旬，口大渴，身大热，思啖西瓜，狂叫不已。良由邪热猖獗，津液被劫，非重剂清热生津，断不能治此险重之证也，遂疏薄荷、连翘、

---

① 民廿五：即民国二十五年（1937 年）。

黑栀、川连、银花、川斛、竹茹、郁金、蒌皮、飞滑石、寒水石。其中两石各用一两，连进三剂，邪热始渐次退。舍继进轻剂，并嘱谨慎口腹，注意调养。

三曰下。如治鲁金杼患感，身热不恶寒者，已一周矣。予用薄荷、白蔻、连翘、川斛、竹茹、黄芩、滑石、通草之属，连进四剂，身热如故，口大渴，遂于前方加番泻叶、鲜芦根。一则藉以清凉止渴，一则藉以通下泄热，合而言之，所谓经府同治①也。此方仅服一剂，即便通热退，口渴亦瘥，后去泻叶芦根，善后仍以前方收功云。

【按语】伤寒即古称热病。《内经》有"今夫热病者，皆伤寒之类也"，"人之伤于寒，则为病热"之旨。许师所云之伤寒，也为常见的热病，在当时称为伤寒。但需分辨是一般伤寒之热病（即轻症感冒）与有传染性的发热病，后者民间称为伤寒症，在治疗上有仲景《伤寒论》可以参考。至清代绍兴医家俞根初著《通俗伤寒论》，明确指出了"伤寒治百病"的理念，凡伤寒热病，时邪温（瘟）病，均可用《伤寒论》中的六经辨证的方法论治，实行了寒温统一的治疗方法。

汗、吐、下三法，为古时有代表性的治疗方法。三法之中吐法，无论伤寒或杂病已很少用，只有在误食毒物，或食滞胃脘，

_____

① 经府同治：经为肺经，府为大肠。

邪在中、上焦时才可运用。所以，吐法自古以来少用之，今许师将三法易为汗、清、下，其实伤寒治法也不至于如此，详读《伤寒论》或《重订通俗伤寒论》（现流行本为徐荣斋重订的俞根初遗著）便可知之。但文中的三法和案例的分析，如西瓜治热的应用，很能启发后学。西瓜退热之疗效确凿，过去有谓"西瓜有天生白虎汤"之喻，当今其效不减，且非夏季的当令水果，四季皆有。如一老人长期发热不退，经用中西医药治疗未见大效，后嘱用吃西瓜的治疗方法而愈（2015年11月《老年报》）。又如下法的经府同病、同治的方法，除通府泄浊之外，还用养阴生津、利尿泄热之法，值得提倡。

虚　损

予谓虚损一症，由疲劳伤气或纵欲伤精所致者尚居其次，而由感受六淫客邪，为医者误治，锢闭其邪，如油入面，逐层推进，甚至深入脏腑，深入骨髓，若此类者，吾见之屡矣。岭南吴师朗于虚损之外，别出外损，盖原其虚损由外因而造成者也，予秉此意旨以治虚损，自维十载以还。苟病者能平心静气，谨慎调护，完成者十之七八，第方案繁多，难以毕举，简言之如。

一为东虹桥叶某，至予处求治，云自初病至今（指诊时而言）已年余矣，诊其脉，乃缓弱无神，面色黯淡，自感疲劳，稍事动作，则疲劳更甚，且时有咳嗽畏寒等症。予用大豆卷、川桂枝、前胡、光杏仁、怀山药、茯苓、苡仁、麦芽，后以归脾汤①调补而愈。

一为族某。其证与东虹桥叶某相似，惟面色黯淡较叶某为甚，胃亦不思，且有脘痞停滞等症。用大豆卷、炒於术②、茯苓、缩砂仁、鸡金、檀香拌炒谷芽以及宣木瓜、焦白芍、佛手片等出入为方，调理而疗。

要之予治虚劳，论大纲分阴虚阳虚以为治者固多，第用此以完成者，十之七八。学者疑吾言乎？盍试举《金匮要略》而玩索之，方治予言不谬矣。

【按语】虚劳一证其病甚广，笔者编著的《理虚心法》中比较系统地列述了虚病与虚证。虚、劳、损、弱是虚劳的主症。虚则补之是治疗之规则，但对补法要详加推究，尤其是对"虚不受补"的认识。许老三则案例的用药，体现了这种补益原则，尤其用药强调脾胃的消化吸收功能，如消食导滞（鸡内金、谷麦芽）、理气和胃（檀香、砂仁）、疏肝解郁（佛手柑、木瓜）药的运用，使补益之品真正起到补养的作用。补益最忌漫、蛮、呆等的补法，而贵在有目的、轻轻、灵动的补养，即补中有疏、补中有清、补中有通，要做到"润物细无声"的补养方式。

在补虚之中要注意邪实的问题，有邪要祛邪，古有"三虚一

---

① 归脾汤：《济生方》。黄芪、白术、茯苓、龙眼肉、酸枣仁、人参、当归、远志、木香、甘草。
② 於术：即浙江於潜产的白术，为白术中的上品。

勉斋医诀与医话

实者，当先治其实"之说。所以，扶正祛邪，祛邪扶正，虚实并兼在补法中是很重要的。古时的虚劳证，在琦石的《理虚元鉴》详有论说，提出了理虚三本，即补肺、脾、肾为理虚三本。虽后世亦把它作为一本理虚的重要文献，但细致推究，其实说的是肺劳病的辨证论治，对中医的虚证没有做全面细致的论述。鉴于其把治肺劳的补虚法云为"元鉴"，故我特编著《理虚心法》以对虚证作较全面阐述，以补苴其缺。对于《理虚元鉴》的问题，也要历史地看待它，在当时的情况下，不可能知道和认识肺痨是由于结核杆菌所致，从临床表现，认为是虚损的或过度劳役所致，故称作"肺劳"，后来人提出其有传染性、由痨虫所致，故有称为"肺痨"者。当今才充分认识到是肺结核病。既然现代医学已经认识了此病，也有特殊的抗结核病药，然而有的结核病还是不能根治，这其实是一个"虚"字没有解决好。所以，两者结合，其效倍增。

调　经

余居住姚北陆王漕，与郑巷汽车站附近，远道至余处就诊者，有乘汽车者，有乘肩舆者。一日，年约三十余男子，偕其妇由余姚乘车而至，已亭午矣，诊其脉，三部均涩，形体消瘦，日晡潮热。彼欲得一攻下之剂以为快，因晓之曰："夫经犹水也，为脾胃水谷精微所化，《内经》云：饮食入胃，游溢精气，上输于脾，脾气散精，上归于肺，通调水道，下输膀胱，水精四布，五经并行。此指生理作用而言，若以病理言之，今阃之恚，大抵始初因夏郁而气结，气结则消化滞钝，疏泄失职。经事化生，蒙其影响，今欲攻之下之，是何异于缘木求鱼、向乞索食乎?"合座为之粲然。处方用银柴胡、地骨皮、炙鳖甲、於术、怀山药，合四物汤略为加减。以后复诊五次，服药至三十余剂后，始水到渠成，经讯至而康复如常矣。

【按语】月经未至，需查其病原，从根本原因上去治疗，才能对症下药，药到病除。万不可见闭就攻破。许师所引《内经》之旨，非常妥贴。调经强调二字，即"肝"与"血"，妇人以血为本，肝藏血，故调经在于调肝血为先。

本案演绎了养血调肝以调经的药法：四物汤为补血之专方，再加补土养木之品如山药、於术。其中鳖甲、地骨皮清泄虚热，对于此类疾病，虚实辨别非常重要，在治疗方法中要做到：病因治疗＋症状治疗。从本案分析，白术、山药、四物汤为病因用药，银柴胡、地骨皮、鳖甲为症状用药。用药合理，故能水到渠成，值得借鉴。

余师嬾园夫子①，晚年隐居西湖螺峰之椒，以诗画自娱，继应杭州药届之聘，长浙江中医专校多年，兼诊察所指导师。心甚仁爱，一时远近就治者踵趾相接，而尤擅妇科，曾记治焦女一案，谨录如下。

（初诊）任冲失约，相火妄行，经水淋漓，已延多日，当从天暑地热经血沸溢例治。

（处方）炙坎版四钱，椿白皮二钱，菟丝子二钱，黄芩一钱，海螵蛸二钱，生甘草八分，制香附二钱，黄柏一钱。

后余治一某妇，经亦淋漓，色紫而黑，腹不痛，脉沉数。服补摄之剂无效。余用景岳保阴煎②加味，以地、芍、续断、山药、炙草培补其既耗之气血，而以芩、柏、地榆炭、棕榈炭减退子宫肌之炎，并促血管之收缩。一举而三善备焉，连服二剂，果见渐可。盖此方药理与前相同，故亦取效。所谓一隅可以反三，予虽不敏，常以此自励也。

【按语】许师学习先生之经验，灵活运用补气摄血、清热凉

---

① 嬾园夫子：即傅嬾园先生，在20世纪30年代曾创办浙江中医专门学校，并任校长，培养了一代中医名家。

② 景岳保阴煎：《景岳全书》中新方八阵卷五十一方。生地、熟地、白芍、山药、川断、黄芩、黄柏、甘草。治阴虚内热，赤带淋浊，血崩便血者。

血、收敛止血三法以调经止血，取效甚佳。其中保阴煎为其代表方。许老对景岳学说十分推崇，临床上强调温补，灵活运用其方并编写新方八阵歌诀，指导我们学习，在此案中可见一斑。同时在案中用了"退子宫肌之炎""促血管之收缩"句，虽非十分妥贴，但可见先生中西医结合之愿望。

带　下

治带常法，阳虚者壮其阳，阴亏者益其阴；体肥痰多者，二陈汤或涤痰饮①出入；湿火下注者，平胃散合萆薢分清饮加减；彼累亏积弱，背强腰痛者，用通补奇经；下元不固，滑泄频仍者，用震摄填补。至若标本虚实，参伍错综，则权衡其轻重缓急而调试之可也。

丁卯秋，余偶至方桥，有鲁某之媳，远来求诊。妇性沉郁，兼之翁姑严厉，更觉悒悒不乐。其证头晕肢倦，上嗳下带，下午微发寒热，日复如是。脉象浮，按若无，沉按略似弦滑，即断为气郁于上，湿郁于下，肝木失其条达，浊湿凝聚不行。用柴胡、郁金、川楝子疏肝解郁，为君；茯苓、小茴芳以驱浊，淡以渗透，疏肝为臣；杜仲、续断、牛膝补腰达下，为佐使。两帖后诸症悉除，

---

① 涤痰饮：当为涤痰汤，《奇效良方》卷一。制南星、姜半夏、枳实、竹茹、人参、茯苓、石菖蒲、橘红、甘草、生姜。

勉斋医诀与医话

带犹未止，复以前方减郁金、杜仲、续断、牛膝，加春砂壳、香白芷、蛇床子、菟丝子、椿根皮、川萆薢、薏苡仁之属。又服两帖，脉转缓弱，知系湿浊已化，体疲乏力之征，乃参用补中益气汤加化龙骨、桑螵蛸、威喜丸①之属，合通、摄、补三法为方，竟获全功。

【按语】带下为妇人常见的病症，当按虚实论治。本案乃虚实并见之证，补虚以脾肾为主，祛实以利湿治痰为要。案中方药可资借鉴。补脾：补中益气汤；补肾：桑螵蛸、杜仲、川断、牛膝、菟丝子；利湿化痰：茯苓、川萆薢、椿根皮、薏苡仁、龙骨。其中柴胡、郁金、川楝子、小茴香、春砂壳为疏肝解郁之品，乃治疗病因之药。其他还加了一箭双雕之品，如威喜丸、小茴香、桑螵蛸、龙骨、白芷。

冯鹤鸣妻年二十余，自结褵以来未曾生育。第青春妇女，辄以经带幽隐之疾为可羞，不肯吐露。鹤鸣时时促其来诊，至不堪忍时，始来余处求治。为拟当归、川芎、益母草、佩兰叶、芡实、苡仁、海螵蛸之属，并嘱其经后再来复诊一次。谁知此后竟占梦兰之征，弥月果举一雄。体甚肥硕，一时遐迩传为美谈。相率问故，余笑曰："《易》有之：天地氤氲，万物化生。又曰：男女

---

① 威喜丸：出《太平惠民和剂局方》。黄蜡、茯苓。

媾精，万物化醇。余焉能以区区之人力，夺苍苍之造化哉。虽然，个中亦有旨趣在焉，试略言之。夫乏嗣原因，不止一端。有关于男子者，如神经衰弱、阳痿早泄等是。有关于女子者，如子宫头倾斜以及经事不调、崩中带下等是。今冯妇带下过多，因而血不化赤，逐渐稀少，难于嗣育，亦故其所。余以芎归调其血行，怀山药、苡仁、海螵蛸等健胃（脾）渗湿以理带，带愈则经自调。及时布种，绵此瓜瓞，何难之有。"

【按语】"经从血（瘀）治，带从痰治，经带同病，痰瘀同治。"这是笔者《痰瘀相关论》（中国中医药出版社出版）中所论，调经止带应用也由此而来。本案所云"带下过多，因而血不化赤，逐渐稀少，难于嗣育"，用药上"以芎归调其血行，怀山药、苡仁、海螵蛸等健脾渗湿以理带，带愈则经自调"。这段记载充分说明了本论的临床实践性。由此可见，调经以治带，治带可调经，医者不可不知。

　　刘右①，年二十八岁，性情躁急，形体消瘦，脘痛时作，白带绵下，且常头晕耳鸣，心神怔忡，夜不安寐，交睫辄醒，腰脊酸楚。医用行气化湿之药，服后更甚，其脉象弦小而数，推其原因，良以性情躁急之人，肝阳

---

　　① 右：指女性。一般为男左女右，表示性别，文中皆同。

勉斋医诀与医话

必旺，阳旺则阴虚，阴虚则心无以荣，肾无以滋。故头晕耳鸣、心神怔忡、夜寐不安、交睫辄醒、腰脊酸楚等症，相继而起矣。肝气横逆，则脘痛时作，肾气不充，肝火下注胞宫，则为白带绵下。前医行气化湿，不外辛香燥烈之品，当次阴虚火旺之际，如此治疗，何啻拨火使焚，扬汤止沸，故不宁而反加剧也。按脉形弦小而数，症系阴虚无疑，用大生地、炙龟板、珍珠母、生牡蛎各六钱，制女贞四钱，生白芍、焦山栀、夜交藤、柏子仁、白茯神各三钱，炙远志八分，霜桑叶、三角胡麻①各二钱。其中珍珠母、生牡蛎据近人研究，谓含有钙质，故对于脘痛有效，且一面能潜戢肝阳，所谓一物两顾也。

【按语】本案之带下证，前医所以治疗无效，是因辨证不当。阴虚火旺之证，妄用行气化湿、辛香燥烈之品，而致虚虚实实之弊。本案重在治肝，胃痛之因为肝木犯胃。虽为治带之论，其实为肝胃调治法以治带下证之范例也。

余姚西乡有某巨商者（忘其名），其家不论感冒轻症，或伤寒重症，辄延予或至敝处陆王漕诊治。丙子春，其夫人张患痰咳之症甚剧，延予。予为治愈。继因邻有某甲者，以事端与张发生冲突，启口辱骂，而巨商以拥

---

① 三角胡麻：茺蔚子之别称。

有巨资，恐某甲暗中勾结败类，不利于己，不与之较。从此张愤无可泄，郁不能达，数日之后，忽而经血暴注，甚至晕厥者数次，乃遣价来邀诊，即驱车前往，风驰电掣，不时而至临山矣（渠处须由临山站下车）。告予经过状况，彼时血崩已止，惟顿觉脘部满闷及嗳气而已。予为疏平肝解郁、调畅气机之方以妇。同时慈溪有密右者，海滨有方右者，城中有朱右者亦当地之佼佼者也，其症与临山张右相仿，皆经予调治而愈，惟张以多郁之体，兼之无故被辱，以致淹缠床榻，一时未能霍然，又时居夏令，正值时令病盛行，即俗所谓伤寒是也。予于伤寒一症，曾与海内诸名家想探讨，而薄负微名者也，以应接不暇之故，嘱其改延他医，讵知予信甚切，亦不改延，乃专车至予处来诊。据云近有白带绵下，且绝腹部及阴户有灼热感。予曰："此子宫内壁炎性渗出物也。"考古人对于此症，似有两种意义，其一专指腰部之病，其二指阴部渗出而言。前者如《难经》，带之为病，腹满，腰溶溶若坐水中是；后者如《素问·骨空论》，任脉为病，女子带下瘕聚是。今试据后者而略述之。此症虽明系局部，而对于全身，关系至为重大。如全身机能衰弱，在古人则曰阳虚；如神经虚性兴奋，在古人则曰阴虚；其他如体肥带多者，则曰湿浊；兼有炎症者，则曰湿热。

勉斋医诀与医话

今统观症候，又据其自述，稍事动作，则倦怠似无所依据（眩晕之象）。予思此症原因复杂如此，若用单纯方药，有顾此失彼、捉襟见肘之弊，遂毅然用党参、於术、怀药、杜仲、归身等以补虚，萆薢、滑石、川柏等以治带，所谓源清则流自洁，根固而枝自繁矣。况攻补兼施，古人已有明训乎，遂径予此方，嘱服十剂，不必更改云。

【按语】本案所述经过甚详，其中"源清则流自洁，根固则枝自繁"对我们临床辨证论治有很好的警示作用，尤其是病情复杂者，更应如此。

白　崩

白带与白崩，同为妇人子宫之病，其绵绵而下者为白带，其势倾泻直注者名白崩。余承乏浙江中医专校教授兼诊察所等职，时有一老妇，远来求治。询知天癸将绝之年，忽下白物甚多，头晕心悸，偶闻声响则悸然不安，脉至微弱。余用景岳固阴煎①加酸枣仁、金樱子，诸生不解其故，因晓之曰："《内经》云：女子二七而天癸至……七七任脉虚，太冲脉衰少，天癸竭。夫天癸当绝之年，忽下白物甚多，此乃脾肾气虚，不能摄守，随下

---

① 固阴煎：明·张景岳《新方八阵》方。人参、熟地、山药、茱萸、远志、菟丝子、五味子、甘草。

陷而成带浊，盖肾气下夺，不能上交于心，则心脏搏动乏力所致。前方填阴固脱，养心宁神，盖以其症候完全属虚，头晕者，亦即西医之所谓脑贫血也。"后该妇因其子患感冒，复求余治，并述及自服余方之后，一剂即见减差，三剂即痊愈云云。

【按语】白带倾泻直注，量大势猛者称为白崩，为脾肾至虚之象，所用固阴煎方证合拍，其中人参，重者用别直参，量大药真为要，方中尚可加黄芪、白术等补气健脾之品，亦可加金樱子、芡实等固涩之品，且宜量大，一般30g为度。

产后恶露

西医谓产后子宫出血，系胎盘剥离子宫，子宫壁创伤之一种现象，宜止而不宜攻。中医谓为恶露，宜攻不宜止。又西医谓产后晕厥乃脑贫血，中医谓系恶露上攻。凡此诸说，已形成现今中西医界争论之焦点，予谓以上诸说，绝对不能执着，相反适以相成。试以客观的论究之，其理固可大白于世，不致起无谓之争论矣。要知西医所云者，乃产后虚脱证，与朱丹溪产后宜大补气血，虽有他症以未治之，其旨相同。然丹溪此说，久已遭人驳斥，张景岳其卓著者也（见《景岳全书》）。至中医所云者，吾人以治疗上之证明，千百年来，已信为确凿，

勉斋医诀与医话

不可磨灭之经验，但所以然，殊不明瞭。此举恽铁樵[①]氏一文以明之。

　　恽氏曰："卖艺者，贮水于盏，置于竿头而旋转之，上下左右，悉如其意，水在盏中，点滴不外溢，观者称奇，其实亦动之故也。若不动不转，则水且倾盏且堕矣。血液运行，亦犹此理。血脉周绕人身，循环无端，运动不息，则能保持平均，秩然有序。若中间有一壅遏，不能安流如常，自必有所轶越。所以一处有瘀塞，他处遂不免溢漏也。"观恽氏此譬，泛应曲当，妙趣横生，予尝持此以治产后恶阻，少腹阵痛，行而不畅，每每奏效。其方为何？即世俗通用之生化汤[②]。考生化汤原方，为当归八钱，川芎三钱，桃仁十四粒，黑姜五分，炙甘草五分。惟原方分量较重，黑姜、炙草有时亦可除去。他如产妇挟食，可加入焦六曲、山楂炭、制香附、陈皮之属。气滞可加入台乌药、佛手片、延胡索之属，带多可加入茯苓、米仁、泽

---

　　① 恽铁樵：（1875—1935），江苏武进人，民国时期中西医汇通派的重要人物。
　　② 生化汤：《景岳全书·妇人规》卷六十一引钱氏方。当归15g，熟地10g，川芎6g，桃仁6g，炙甘草1.5g，炮姜1g。此方为妇人产后恶露不下或恶露不畅而涩少者的常用方，一般民间皆知，药房也常备之。景岳所载"钱氏"是指当时当地的妇科世家。浙江钱氏妇科始于宋代绍兴，至今传承不衰。

兰之属。所谓触类旁通，随宜而施，活法在人。

【按语】许师对生化汤治疗产后诸症，尤其是恶露不下者可谓一中之的。生化汤的中心意义在于"动"，其中引用恽氏之喻，十分形象地告诉我们：产后恶露不尽之证要活血化瘀，使气血运行，恶露得净。在生化汤中要知道其中还有一个字即"温"，其中所用之药温养气血、活血化瘀。

口内炎①

[病案]

国医之并病合病云，如伤寒谓太阳病不解，并于阳明者，谓之并病。二经俱受邪，同时发作者，谓之合病。西医之论病也，如患痛风淋病，皆谓始发主要之疾病者，则曰原发病；患心内膜炎及膀胱炎，继续前两证而来者，则曰继发病。总之病变无常，并病合病，原发继发，古今中外，初无二致。

予治叶左，其证舌上糜糊②，底绛，咽亦肿痛，滴水难下，其脉弦滑而数，重按有力，病者口不能言，足不能步，时以手表示其痛苦，且要予救疗者然。予为恻然悯之，乃疏生石膏六钱、鲜生地四钱、连翘四钱、银花

_____

① 口内炎：即今之口腔炎。
② 糜糊：即糜烂之象。

244

勉斋医诀与医话

四钱、人中白钱半、黑山栀四钱、川连三分以清热防腐解毒，射干、金果榄兼治咽痛。因便闭多日，佐郁李仁三钱、瓜蒌皮六钱以通大便，又另疏吹喉药，并授以吹喉器，嘱其自行吹之。复诊，舌上糜糊咽痛等症均愈，大便亦下，略能饮食，惟语言謇涩，足不能步，依然如故。予告以此乃原病，予所治者为继发病，近世名之曰口内炎。考中风继发口内炎者极少，今此所见，显系中风后所继发者。志此以示病变无常，医者不可大意，宜郑重诊断，对症发药也。

【按语】中风之后出现口腔炎实不少见，主要原因为人体的抗病能力下降，复受外邪，口腔疾病即可发生。其中所用方药非常不错，在养阴清热的基础上重剂清热解毒，并针对病所，如射干、金果榄治咽喉作痛，并配合外治吹药；在此基础之上上下同治，即下以通腑泄热，上以清热利咽。

对于口腔炎之类的病症，看似小病，其实病人十分痛苦，不能饮食、疼痛难愈，久治乏效，其中原因是医者对此病症认识不全，治疗不周。笔者认为：临床上许多顽固性口腔炎（溃疡），其实是本虚标实之证，不能一味用清热解毒之剂，必须注意扶正，常用益气养阴之品，如黄芪、山药、沙参、二冬、芦根、茅根、枫斗、西洋参、生晒参之属，在此基础上用清热解毒、凉血祛风之品，如黄芩、银花、焦山栀、人中白黄（各）、石膏、知母、蝉衣、僵蚕等。此两者不能偏颇，尤其是扶正之剂不能缺如。有些医患，一见是"炎"即用消炎药或清热解毒药，而导致虚虚实实，故病不愈。同时，最好配合内外合治，过去我经常用双料喉风散外用，效果很好。惜乎！至今难寻觅此药。

痈 疡

古今内外合科，如薛立斋、王肯堂其代表也。降及近世，人事日繁，生活竞争，医家亦然。每见时行，医门求诊者辄满坑满谷，医者为适应环境、处置业务计，于是长于外科者，乃侧重外科，反之对内科者亦复如是，此自然之趋向，不得不尔也。然此指业务性质大体言之，若整个医学论，必须统共研究，以求贯彻。盖医学最后目的为治疗，学不彻底，治之必误。吾人于此，宜如何警惕自励乎？

余治宋左（名来发），年逾七旬，在马渚①开设肉铺，宰割为业。右肩膀患疮，口大如掌，久未收敛，兼之痰浊交阻，咳嗽甚艰，不思饮食，如是者已累月矣。亲族人等，佥谓年事已高，纷纷劝备后事。渠自撄此重疴，亦告生机绝望，惟家中大小事务，悉由渠主张，故其妻嘱侄文明，请予勉为疏方。予视创口未敛，似乎须

---

① 马渚：地方名，即今浙江省余姚马渚。

外科医治。第外科据云更换数辈，敷贴、洗涤，遍试无效，推原其故，皆不悟局部与全身之有关系焉。考吾人血行，周流不息，循环无端，局部出血如过多时，能使全省营养衰减。今患者疮大如掌，久未收敛，又脓液为气血所化，脓液时流，则气血因而耗败，况兼患痰咳，不思饮食者，已累月乎，宜乎外治敷贴、洗涤等手术，遍试无效也。为疏当归、川芎、黄芪、蒲公英、香白芷、连翘、银花、冬瓜子、川石斛、瓜蒌皮、天花粉、生竹茹、川象贝、白桔梗等，出入为方，复诊至八，服药至三十余剂，始霍然痊可云。

又治郑巷[①]陈茂廉之子，年约二十余岁，业商。患臀部连左腿腨肿硬一条，已延月余之久，其证形体消瘦，口干欲饮，咳嗽痰稠，潮热频仍。此阴血素亏，痰浊交阻，欲化毒而未能之症也，理宜营养托毒而化痰浊。用当归、山甲、银花、川贝、川斛、竹茹、蒌皮、乳香、花粉等药，服七八剂，臀部痈溃。又十余剂，腿腨部亦突起成脓。嘱其善术者施行手术，渐次收口而愈。

按上述二案，皆属外证，而以内服药调理或补托以收成效。吾前者谓整个医学必须统共研究、以求贯彻、

———————

① 郑巷：余姚市郊，系地名。

内外合科等语，观此益信而有征矣。

【按语】外科之病内科医生治疗，本应赞许，但要具体情况进行分析，不能一概盲从。一，当今提倡全科医生的情势下，内、外科不分，中、西医合用，凡病都治，但必须都懂。尤其适宜用于社区、乡村医生的基层医务人员。二，外病内治，这是治疗方法，如眼病，虽表现为眼科的病症，但有许多是内科疾病所致，必须在内科治疗的同时，进行眼科治疗。三，分科清楚的医院（一般县市级以上的大医院），有的还是专科医院和专门科室，必须尊重、尊守规则进行治疗，否则出了医疗事故得自己"买单"，不要做"公鸡下蛋"的傻事。

案中所述，一例为年老，一例为年轻，所得外科病症皆为正虚邪胜之证，故所用方药为益气养血之外活血化痰之品，做到标本同治、痰瘀同治，即"脓从痰治，血从瘀治"。在清热解毒基础上，治方中治痰用瓜蒌、白芷、竹茹、川贝、象贝、桔梗、冬瓜仁，化瘀用乳香、当归、穿山甲等，尚可加赤芍、丹皮、桃仁、红花等化瘀之属。

疝 气

疝气①名目委多，不胜其烦。有以症象分者，如狐

---

① 疝气：现代医学所谓疝气，是指人体内由于腹膜破裂，而致肠子嵌入，引起肿胀疼痛的病症，男女皆可患之。而中医凡阴囊下垂、肿大作痛等症者皆称疝气。

疝、衡疝之类是；有以五脏分者，如心、肝、脾、肺、肾是；又所谓七疝者，如《巢氏病源》厥疝、症疝、寒疝、气疝、盘疝、胕疝、狼疝是；《外台秘要》除与《内经》《病源》所述相同外，别有尸疝、石疝、血疝、脉疝等四种，此隋唐医书所述之疝症也。予于此症别为一寒疝、二热疝、三气疝、四症疝。自维删繁就简，以归详实。此症经予治者，无虑数十人矣，此举二则以示大意。

一、陈左年五十岁，患疝气，历治无效，远道来诊。时六月十八日也，彼时天气炎热，院中（省区救济院）主持内科者为予，经予诊治人数，每日达百余人以上。而陈左由旧友李君介绍，请予亲自诊察毕，即疏大量肉桂、吴萸、干姜、胡芦巴、全当归、延胡索之类予之。诸生不解其故，问曰："天气炎热，可以用如此大剂辛热药乎？"予晓之曰："药贵对症，有是病，则用是药。"今陈左脉象沉迟，舌苔白滑，毫不燥渴，其囊垂疝痛，乃寒邪浸淫，气血凝滞，通则不痛，故用姜、桂、吴萸、胡芦巴以温中散寒，当归、延胡索以活血行滞。舍时从症，治病求本，古有明训，学者诚能确遵此言，探求理致，其治病也，则无往而不利矣。

二、鲁锡类住姚北景家桥，由两人肩舆至予处求治。

其证身热甚壮，睾丸形大如卵，囊亦肿坠，少腹部剧痛，叫号不休，予思其病由温热刺激，睾丸发炎，所谓热疝是也。用连翘、山栀、银花、山楂、青陈皮、金铃子、橘核、丝瓜络、生竹茹清热消炎缓痛，一服即痛势较减，再以前方略为增损，嘱服四剂，遂热退身凉，完全康复云。

【按语】两案是非常典型病例，临床辨证很有意义。陈左案用辛温大热之品治夏月之疝气，鲁某案用清热解毒之剂治睾丸炎症，两方寒温不同，而同治疝气，并效若桴鼓，立竿见影，说明中医辨证论治的重要性。从中可以知道许师的医技水准。在两种不同的治疗方法中有相同的治则——治病求本，标本兼治。在陈案中，温中散寒治其本；鲁案中，清热解毒治其本。两案中所用活血行气、缓急止痛为疝气作痛而设，药如当归、玄胡索、川楝子、橘核之属。

盗汗自汗

治病须从整个形态上观察，不可偏于局部或一方的推究。古人谓：望而知之谓之神。即从整个形态上观察有得之谓也。予自研究医学以来，为人治病，详为切诊，详为动问者十之五六。从整个形态上观察，毅然决然，处置不疑者，亦十之五六，此举近治二症以示例。

勉斋医诀与医话

张妇住杭市吴山①之麓，情怀郁勃，兼患痰咳，如是者已累年矣，其症时轻时剧，或经医调治而稍可，或听其自然而亦减。初不甚介意也，丁丑春，妇因渠之戚串来杭，渠为伴游西湖名胜。十日天气晴朗，风景宜人，顾而乐之。讵知游艇至三潭印月，忽而风起浪涌，天气骤冷，为之慄然。抵家后复因事以致不乐，医为解表平肝。经过约一周余，表症已除，而咳逆痰喘，夜难安寐，因倦交睫，顿觉盗汗。医者皆听其自述之言，一味平素肝旺，或用养阴涤痰，或用平肝利气，迄未见效。迨予往视，已形瘦骨立矣，遂于生津豁痰剂中，加吉林参须、炙黄芪、浮小麦等补虚以止汗。彼见予方，大为惊讶，谓生平不敢服参芪，以其能助肝为虐也。予曰："如果肝旺，参芪诚不可妄投，今统观汝之形态，倦惫至于如此，有旦不保夕之虑，合助肝为虐之足言乎。又方书云，阳虚自汗，阴虚盗汗，然自汗有阴虚者，盗汗亦有阳虚者，今汝之盗汗，乃体功衰弱，不能约制汗腺之分泌，见微知著，随机应变。参芪无效，予当负责。"彼乃信服。

同邑有周某者，性情幽静，且有洁癖②。即亲朋宴会，或娱乐热闹场所，亦少见渠之足迹。明窗净几，闲

---

① 杭市吴山：今杭州市吴山景区。
② 洁癖：非常爱清洁的习惯，有过分和心理上"清洁"之意。

居无事，喜摹仿古人书画，或略涉岐黄家言，以为前者可以陶冶性情，后者可以保持卫生，然不肯轻率为人治病，即自家小有感冒轻症，常邀予诊之。予以谊关同乡，情亦肯挚，动辄相叙，不啻为渠医药顾问。一日，渠慕诸暨五泄名胜，乃乘舆而往，攀藤援葛，连游数日，兼之舟车往返，不无劳顿，及抵杭，适有友数辈，来自乡间，情难辞却，乃陪游灵隐、天竺、虎跑，及参观钱江大桥工程。以身体素弱之人，其能经此而不为病乎？越日果有头痛、恶风、自汗之象，遣价邀予，予适出诊绍兴，不得已乃自疏方，大约系九味羌活汤之属，服后头痛较差，而自汗不已，及予往诊，见其面色黯淡，卧于床榻，不能起坐。问其故，语音轻微，似属无力以应付者，乃以桂枝汤减轻芍药分量，加别直参三钱，炙黄芪八钱，江西术三钱，连续投之，自汗止而日臻康复云。

按此症予重用参芪，旁有人疑恐补住外邪为虑，予笑曰："此症惟恐补之不力，何补住之有。"予为此言，盖从整个形态上观察所得，而自有会心耳。

【按语】临床医疗，也有常规，如"白天无故出汗为自汗，夜间出汗为盗汗""自汗多阳虚，盗汗多阴虚。"然而遵循中医辨证论治精神，有时也不能成常规了。许师案中说："阳虚自汗，阴虚盗汗，自汗有阴虚者，盗汗亦有阳虚者。"案中所述值得研学。

　　在周某案中所用桂枝汤减芍药分量加参、芪、术之后自汗止而康复。此案体现了许师善用桂枝汤的经验。许师以善用桂枝汤而闻名于世，他临床上频用桂枝和桂枝汤，故有"许桂枝"之号，在此可见一斑。

噎膈

　　噎膈一症，古籍所载，至不确切。以予所见，征以今说。大别之一，是食道实质上起病变。如食道憩室、食道狭窄、食道癌之类是。之二，官能疾患。如贫血衰弱、精神感动、梅核气之类是。前者吾医无此手术，只好请教外医，后者用药针对，确有相当之效果，如近治周姓老人一案以证明之。

　　周左，在上谓之噎，在下谓之膈。去年至今，汤水难下，行瘦骨立，皮肤干燥，失于营养，深恐元气虚极，难以为济矣。论理宜培补元气，佐以降逆。而贫乏如洗，奈何。

　　太子参钱半，炙黄芪三钱，旋覆花二钱，代赭石三钱，炒苏子三钱，白茯苓三钱，叭杏仁二钱，姜竹茹钱半，枇杷叶三钱，当归身钱半。

　　复诊前投培补元气，佐以降逆之剂，汤水居能下咽，而形体消瘦，肌肤甲错。症由积劳致损，因损成膈，症势至此地步，可谓重极矣，所幸前剂有效，或可补救于万一耳。

吉林参须一钱，炙黄芪四钱，旋覆花二钱，代赭石三钱，戈半夏一钱，叭哒杏仁三钱，炒苏子三钱，姜竹茹钱半，当归身二钱。

按：周左年逾古稀，住杭市华光巷南园①，家境窘迫，负此奇疾，无力医药。俗语所谓求生无路，欲死不得也。予为恻然者久之，乃为设法资助，约五六剂始克，维持现状云。

【按语】噎膈一证，真如其案所述，有器质性与功能性二者之别。凡功能性所表现出噎膈证，其案中方药可试用，也有一定效果。若器质性疾病，如癌症之类，只能保守治疗时试用，即以扶正祛邪之法进行选方用药，案中方药也可参考。

案中为旋覆代赭汤为主方加减应用，其中参、芪、苓健脾益气，化痰利湿，竹茹、杏仁、枇杷叶、姜半夏止咳化痰，使痰不成积，这样噎膈之阻也难以形成。当归活血养血，合而成为痰瘀同治之剂。瘀去痰化，则噎膈自消。

惊　狂

方桥刘寿铭之子，年十六岁，上海某商店学生，戊

---

① 杭市华光巷南园：杭州市华光巷今仍存在。

辰十月十九日，因巡捕跄入该店，暴受惊吓，郁郁不乐。店主嘱伊旋里休养，又搭乘轮船，因房舱不敷，加之天时暴冷，衣衾单薄，感冒风邪。廿三日抵家后，延吴某诊治。吴谓冬温，症非轻藐，勉拟银翘散加萝卜汁，毫无进退。延之次晚，目赤烦躁，谵语遗尿，举家惶惶。金谓发狂伤寒矣，乃促予诊之。时目赤已退，唇上焦结，亦非实火。审其两拳紧握，恶寒蜷卧，有似少阴见证。但目瞪上露，胸中滞塞，懊侬之象，莫可言喻。其为少阳枢机不利，游行之火挟痰涎上涌无疑也。拟小柴胡汤①，合小陷胸汤②加减。复诊，人事清爽，症情无妨，惟懊侬之象尚在，即于前方除小陷胸，以栀子豉汤③加茯神、远志、莲心、姜汁、竹沥、胆星、郁金、绛通等，服两帖而除。三诊，脉转浮软，较前之沉细或浮细，大不相侔矣，佳征也。而面颊泛红，嘈杂欲食，此系肝胆虚阳未靖所致，投温胆汤加桑、丹、黑栀、稽豆衣之属，又两帖而安。

【按语】惊狂，系精神性疾病。此案非精神性疾病，而是神

---

① 小柴胡汤：柴胡、黄芩、人参、半夏、生姜、大枣、甘草（《伤寒论》）。
② 小陷胸汤：黄连、半夏、瓜蒌（《伤寒论》）。
③ 栀子豉汤：豆豉、栀子（《伤寒论》）。

经性疾病，犹如当今的忧郁症，为肝郁、痰瘀所致。治当疏肝解郁，安定心神的同时治痰化瘀。案中的选方用药十分妥贴，值得借鉴。其中治痰之方药，如温胆汤、竹沥、远志、姜汁、胆星等的应用，可以参照试用。

脘　痛

　　风为六淫之首，肝为万病之贼。肝病变幻无穷，故治法亦错杂不一。朱丹溪之开郁调气，叶天士之潜镇清泻，皆为治肝之妙谛。然病因不同，体质互异，胸无城府，因时制宜，最为上乘。方桥刘寿丰先生妇夫人，性躁多怒，是其素因。乙巳孟冬，患肝郁腹痛，诱因：嗜食萝卜，生冷伤胃，抑遏中阳，以致胃失通降，将军①施威，贯膈犯胃，胃不能御，上移于肺，肺不受邪，发为呕吐。治法：用左金丸之苦辛通降，合竹茹、陈皮、枇杷叶清豁止呕，为君，香附、郁金、木香、沉香辛香行气，开郁降逆，为臣，滁菊花、黛蛤散、霍石斛等养胃生津，清宣息风。叶氏云：久痛入络，络血必瘀。复入九香虫之蠕动入络，参三七之和血行瘀，使气行血随，循环恢复，均为佐使。翌晨复诊，呕恶已止，腹痛大减，

━━━━━━━━━━━━━━━━━━

　　① 将军：即肝，肝为将军之官。

遂将原方嘱其再服，不劳更张。遂获安康。

【按语】治肝之法，许师引述朱丹溪之开郁调气之法，叶天士之潜镇清泻之法，此二法被誉为治肝之妙谛。其中方药，案中叙述十分清楚，"叶氏云：久痛入络，络血必瘀，复用九香虫之蠕动入络，参三七之和血行瘀……"之言，于临床应用非常贴切。然三七之用于胃痛尚可考虑，宜易橘络、绛香或红花拌丝瓜络亦可。

胁　痛

刘右，年逾古稀。戊辰腊月，初则伤风咳嗽，继因挫闪，难于转侧，偶或咳嗽，牵动胁肋，其痛更剧。予旋覆花汤①加三七、归尾，胁痛立止。乃误将驴胶调补，致胃纳式微，酿成痰饮。余曰："脾为生痰之源，胃为贮痰之器，肺为出痰之窍。脾肺亏虚，为痰为饮，津不上乘，有时口燥；肾阴不足，兼挟肝郁，气火郁阻，有时腹热，不良于行。以久卧床榻，经络不舒故也。"脉右尺带弦，寸关未起，症情复杂，颇费踌躇。此拟补脾为主，脾健则痰饮自化，而浊自降。上下拜受其赐，四旁咸蒙其益。予八珍汤加牡蛎、泽泻、川贝、杏仁、霍斛，隔数日，伊复函恳往诊，并详述前药服后纳增气平，经过

---

① 旋覆花汤：《金匮要略》方。新绛、葱茎、旋覆花。

良好。余曰："服补剂而纳增气平，的系中亏之候，盖脾气上归于肺，中气下根于肾，建其中气，则肺肾出纳有权。"效不更方，乃守原意扩充，以党参易吉林参须，冬术易江西术，去牡蛎、泽泻、霍斛，加茯神、益智、冬虫草、广橘白之属。

【按语】 此案为误补所致，酿成痰饮为病。许师云"脾为生痰之源，胃为贮痰之器，肺为出痰窍"。用八珍汤加牡蛎、泽泻、川贝、杏仁、霍斛，其选方用药从健脾、清肺、和胃入手，临床应用可以仿效。

咽　痛

咽痛一症，通常阴亏水不制火，及因风燥、燥火者居多。然阴盛格阳，龙雷[①]失于潜藏，致飞越于上而痛者，亦当深究。律师毛翼雄夫人，辛未春月，偶觉咽喉疼痛，饮食艰难，购服元参、麦冬滋阴清咽，不但无效，而反加甚。继复感染时痘，颗粒明润如珠，并且时吐稀饮，盈盏成盆，势若汪洋[②]。脉弦颧红，舌腭生泡，断为阴盛火不归窟，肾虚水泛为痰所致。脉象沉弦者，痰饮之内蓄也，两颧红艳者，虚阳之上冒也。本拟大剂八味

---

① 龙雷：形容火旺，系虚火上扰。
② 汪洋：形容水饮量多。

导阳归窟，温化水湿，第水痘既布，又须兼顾，乃酌予清水豆卷、蝉衣、大熟地、淮药、萸肉、丹皮、茯苓、泽泻、生熟薏仁等，另用猺桂五分，饭丸先吞，一剂诸症均差。毛君认为有效，嘱其连服四剂，后其妹患恙，复来相延，谈及前药应效颇速，并表示感谢之忱也。

【按语】本案咽痛为"阴盛火不归窟，肾虚水泛为痰"所致，治用八味肾气丸加蝉衣、薏苡仁、清水豆卷。此为许老常用之法，其中清水豆卷为清轻化湿之品，为江浙医生常用之品，因江浙之地处卑湿，湿气太胜，所以治湿为治病之要法。咽痛有外感、内伤之分，本案为本虚标实之证，本虚为肾虚，标实为痰湿，为临床典型病证。

腰　痛

村农邵某之妻，患腰痛已历十年之久，卧则不能转侧，坐起则须以手托住稍可，偶或步行，状甚伛偻。丙寅夏，余自杭旋里，其邻人姜某为伊介绍，而乞诊焉。脉之六部滞涩不调，重按略有实象，其人素乏生育，云生女已十岁矣，嗣后遂患腰痛，当初以为痛势较轻，漫不介意，近则下午辄患昏沉，直至天明始退。视其苔，厚腻如积粉，余曰："汝病非虚，乃湿郁也，盖腰为肾府，湿郁伤肾，脏病及腑，腰痛之作，端由此故。又上午乃阳气行令，下午乃阴湿用事，湿热蕴于肾经，肾为至阴之脏，藏志之所在也，今为湿热所蕴，而一派氤氲之邪，蒙其神志，虽欲作强，其可得乎?"至于处治之法，亦当从根本解决，不可执着腰痛二字，横亘于胸而生掣肘，遂与通关滋肾丸①三钱，余皆利湿化浊之品，及来转方，云已稍可，仍以原方出入加减。三服后，苔全部均净，脉亦较起，而昏沉之象无矣。后以通补奇经调理而愈。

【按语】腰痛为肾虚之证，为医所惯识，因腰为肾之外府。但为湿郁所致而腰痛者也甚多，或两者兼并。在上世纪70年代，笔者在基层农村从医，许多农友的腰痛，十有八九为肾虚兼湿邪所致，常用药食同治之法，收效不错。食治：核桃炒熟7粒，黄酒250g呷服。配服中药：杜仲10g，威灵仙30g，薏苡仁30g，玄胡索10g，甘草5g，陈皮5g，3剂。一般能治好，但不能根治，劳累过度常易复发，原方照服仍有显效。

腹　痛

邵左，操镘②为业。戊辰八月，因家道颠沛，愤郁之余，遂患腹疾，乃恃力贾勇，工作弗辍。本年春，诊脉

---

① 通关滋肾丸：黄柏、知母、肉桂为丸（《兰室秘藏》）。
② 镘：抹墙用的抹子。此指泥瓦匠。

弦硬，余用柔肝和营未效，乃雇棹^①就诊于吴某。用川楝子、延胡索、蔻仁、木香、青皮、枳壳伐肝破气，余固知其矛盾也。又更一医，用阿魏消痞丸，服后便泻数行。难药乱投，胃口伤残，狰狞爬挖，惨不忍睹。彼遂谓中医之无能，拟延请西医诊之。经西医诊治旬余，乃复尔尔。迫不得已，吞阿片聊止其痛，冀希苟延而已。一日又思余治，予悟治肝妙谛，无有过于《内经》者。《内经》云：肝苦急，急食甘以缓之；肝欲急，急食辛以散之。于是用小建中汤加茯神、远志、蒺藜、香附、竹茹、陈皮、玳玳花之属。一剂则胃开，再剂而腹痛除。谁料一波未平，一波又起，肝郁之极，复投前药，仍归无效。彼时形瘦骨立，语音轻微，偶闻声响，惕惕不安。用紫石英、炒枣仁、丹参、霞天曲、香附、当归、杞子、桑寄生等，初服甚投，继复如故。徒呼负负，为备后事。嗣因大便不通，服燕医生补丸，攻下积粪，臭秽异常，而捻衣撮空，语言错乱，此元神涣散之候，用独参汤支持数日而卒。查是症经过，可疑之点甚多。癥属血而坚积，瘕属气而散聚，今痛作则有形如镰，痛止则杳无踪迹，其为瘕非癥，固无疑义，宜乎前药投矣，然无效果

---

① 棹：船只。

者何？毋乃被鸦片所牵累乎，又一疑问。甚矣，医道之难言也。

【按语】此为不明原因的腹痛，虽有时候服中药痛止，但后又复作，最后用鸦片止痛，所以是不明病因的。从所述病情和治疗来看，可能是恶性肿瘤。

便　秘

便秘一症，有寒下者，如承气汤、更衣丸之类是；有温下者，如备急丸、温脾汤之类是。然有精血亏虚、无力行送，则景岳济川煎①一方，确为斯症之良剂。余治一妇，素秉虚弱，年届不惑，生产一儿，恶露稀少，未岁即止，大便艰难，努力推送，始得解下。按其脉，沉而弱，以脉症论之，所谓产后恶露稀少，未岁即止，然腹无胀痛之候，决非瘀积为患。推其大便秘结，良由阴液不足而然，譬如江河，水涸搁舟碍行，济以人力推引，亦不能顺流而驶。若疑便结则用药通之，要知通利之药，类皆破气导滞，克伐本元。此症之纯虚无他，凭其脉症可信，亦理宜养血以润肠，则便自顺，灌水以浮舟，则舟自行。宗景岳济川方加减，用全当归一两，大熟地一

----

① 济川煎：《景岳全书》新方八阵方。当归、牛膝、苁蓉、泽泻、升麻、枳壳。

勉斋医诀与医话

两，淡苁蓉、枸杞子、淮牛膝、福泽泻各三钱，火麻仁二钱，炙草一钱，服两剂，大便通适自如。后疏大补元煎一方，嘱服十剂，经月而康。

【按语】本案用济川煎加减治疗津枯少液之便秘，即增水行舟之法，常用于习惯性便秘，多见于老年人。方中肉苁蓉为补肾通便之良药，当今有苁蓉通便口服液可以使用，但也需辨证论治。从临床应用来说，其通便效果很快，可能有其他通便药加入。

湿　热

桂苓甘露饮①为治下焦伏暑湿热之神剂。叶天士所谓湿邪寒性，质重而下是也。曾治一人患感旬余，头不痛，脘不闷，身热不扬，苔亦不燥，脉亦不洪。其主症为渴饮无度，溲热如沸，目甚短赤。即用上述桂苓甘露饮而治愈者也。若析以病理，良由伏暑湿热之邪蕴留下焦，迁延旬余。其头不觉痛，脘不作闷，盖伏暑湿热不从外解，转入少阴肾经，肾主五液，液不上朝，水难为济，是以口消渴而引饮无度也。然则肾脏发炎，膀胱亦累及之，因此津液内灼，小便短赤，热如沸汤类。其热郁不

① 桂苓甘露饮：茯苓、白术、猪苓、炙甘草、泽泻、寒水石、肉桂、滑石（《医学启源》）。

达，则身热亦不扬，病在下焦，无异自焚，不得已引饮以自救，故苔不燥，脉亦不洪。上方滋燥救焚，清热除炎，对于病情恰合，所以投之辄效。噫，吾因之而有感也。世之治伤寒者，每诋其温热家为浅薄，同时擅长温热病者，亦往往谓《伤寒论》为古代医学，利于古而不利于今。殊不知吾辈行医，当从病变着想，安可偏执己见。古今病变不同，后贤继起研究，因而发明对症良方，何可胜数。语云："露珠如豆，不见其长，叠岁而大；铙石如指，不觉其损，累时而折；悬崖滴溜，终能穴石；规车牵索，卒然断轴。"水非石之钻，绳非木之锯，而能断穴者，积力使然。吾辈治病经验，当积之以渐，故能推断独到，犹如滴溜成穴，牵索断轴之类耳。

【按语】湿热证在多种疾病中可以出现，尤其湿热黄疸中比较常见。中医认为，湿热蕴酿而成黄疸，这种黄疸常为阳黄，既有湿症，又兼热症。湿热中茵陈、黄连、茯苓、姜半夏为常用之品。

暑　热

治病之道，注重诊断，其次用药。喻西昌有"议病不议药"之训，诚为至理名言。如果诊断明确，则用药亦当，此一定之论也。姻母年逾花甲，己巳秋患疟，余劝其购服中药，伊以煎剂费时，将家中所备之截疟丸，取而服之，果然疟不复作。然根蒂未除，病灶犹在，至九月中旬，陪往城中购物，乘坐小轮。是日乘客挤挨，坐次局促，震摇簸撼，不免劳顿，及抵家，寒慄鼓颔，疟疾徒作，骎骎乎有披猖莫御之势。嗣后疟势虽衰，致痰饮蓄聚，一经呕吐，转觉舒适。此经过之大概情形也，所异者，疟势虽衰，而皮肤烫灼，毫不轻灭。家常琐事，随口乱说，喃喃而不厌倦。叩其故，谓说话则气机调畅，否则停顿胸中，闷懑难堪。窃思此等症情，考之方书，殊属罕见，殆即俗所谓发热乱说话者乎。推原其故，大抵年迈之人，中气必虚，痰热窃据蔽塞，气管紧涨，遂影响于舌腔神经而乱话。为用郁金、青蒿、蔻仁、半夏、花粉、鸡苏散①、淡竹茹、新会皮、带皮苓、霜桑叶、地骨皮等药，方中二陈、花粉清化痰热，竹、郁宣窍，骨皮养阴，蒿、蔻透达，鸡苏清宣，如是邪热撤而气道通，志意藏而心神安，有何发热乱话之可虑哉。处方既毕，躬亲煎奉，覆杯而瘥。

【按语】暑热为夏季之邪，治疗暑热症主方为六一散与藿香正气散。方中鸡苏散即由六一散衍生之方。六一散（《河间医学

---

① 鸡苏散：滑石、甘草、薄荷（滑石、甘草用量6：1，为六一散，《宣明论方》）。

六书》）滑石六两，甘草一两。又名天水散。

六一散加辰砂为益元散，止渴除烦，降火利窍，清暑热，利小便。六一散加青黛为碧玉散，清热解毒祛湿。主治暑热病。六一散加薄荷为鸡苏散，祛暑解表。主治暑湿兼有表证者。

藿香正气散为夏季暑热常用之剂，由于其剂型多种，功效也常不同，主要有丸、胶囊、散、水剂。一般用丸或散，病急用水剂。

燮甥向在浥埠经商，感暑热时症。回姚求诊于王某，王固薄负时誉者也，不料治得其反，误认虚损，南辕北辙，日趋困顿，于是乃商酌于余。余亦偶觉不适，难以应诊。渠信余心切，亦不改延，停药旬余，虽不见瘥，亦不增剧。一日，复促余诊之，已薄暮矣，恐脉候不准，待翌晨诊焉。方用清暑涤热①，且晓之曰："汝病若因循前法，必致淹缠而不起矣。然医之目汝为虚损，一则形羸面白，咳声连续，类肺痨也；手心如烙，热在子夜，类阴亏也；腰膂酸倦，时或溺血，类脱元也。虚象如绘，在当时若作暑热时症治之，汝且愕然。虽然，该医过矣，阴亏之脉必细数，今汝脉滑大有力，非暑热扰动，脉度亢进而何。舌虽无苔，第不光绛，亦不脱液。基此两点，暑热之邪。知其尚未入营，而留恋于气分之候也，遵服

---

① 清暑涤热：即清暑之湿热，涤除暑热之邪毒。

勉斋医诀与医话

二剂，定可霍然。"果验。

【按语】前医误补，补不碍邪，非薄负时誉也！

寒 湿

郑妇经停数月，突然漏下血块，四肢厥冷，体温低落，呕吐大作，势甚可怖。脉沉迟，苔白滑。时当八月①，吾乡正伏暑症盛行之时，予概用清凉涤热治愈，惟此妇则异于是。予思药贵对症，有是病则有是药，古人岂欺我哉。遂投苏叶、川朴、砂仁、姜半夏、茯苓、苡仁、佩兰、谷芽、干姜等药。方中砂仁、川朴重用，恐力犹不及，以干姜佐之，嘱服一剂，翌晨诊之，见其已蒸蒸发热矣。予思此乃阳气来复之象，毋庸虑为，劝其守候，后闻该妇果勿药康复云。

又治楼姓妇人。时当五月②，其症腹痛呕吐，头晕脘闷，四肢酸重，苔色白腻，毫不思纳。屡用菖蒲、佩兰、川朴、姜夏、茯苓、砂仁、乌药、佛手片之属，第分量不甚重，致缠绵两候之久。后予谛思此症既系湿重之候，非温化不克竣事。乃毅然用石菖蒲三钱、佩兰三钱、象贝母三钱、苦杏仁三钱、炒建曲三钱、姜夏二钱、川朴二钱、广皮二钱、砂仁钱半。疏方毕，嘱其服药后如有

---

① 时当八月：约农历六七月，为夏末。
② 时当五月：即为农历四月，为夏初。

发热烦躁等症状，为病机向愈之兆。后其母因事相遇，果如予言获愈，且甚感佩云。

又姚宝坤住马渚，生活甚艰，予为义务诊治。其症面色晦黄，毫无色泽，苔白、脉沉迟。予初用芳香健胃，淡渗利湿不应，继用原附块钱半、淡干姜八分、制川朴一钱、缩砂仁钱半、带皮苓四钱、炒薏仁四钱、川桂枝一钱、苦杏仁三钱、姜半夏三钱、姜竹茹钱半，嘱服四剂。以后渠戚至予处求诊，述及姚某已恢复健康云。

【按语】寒湿三例，为轻、中、重三型的治疗，所用之方药，区别在于所用热药轻重之别，如轻者，郑妇用干姜，为"恐力犹不及"。中者，楼妇，"第分量不甚重，致缠绵两候之久。"认为"系湿重之候，非温化不克竣事"。重者，姚宝坤为"初用芳香健脾，淡渗利湿不应，继用附块、干姜……其中治湿之品大同小异。

余数年前每交夏令，午后辄觉神思困倦，手心烦热，非服元参、麦冬、五味子等不可。甲戌夏，因服前药太过，以致胸膈沉闷，胃不思纳，四肢酸重，外显恶寒，衣茸绒而毫不觉热，乃购服麻黄、桂枝、干姜、草果等药，其中麻黄用量为四钱，桂枝用量为二两，干姜用量为三钱，草果用量为八钱。人皆以为用量太重矣，予曰："予用药，喜亲自试用，如此机会，焉能错过。"遂煎服之，亦不过稍见轻可云。

又乙亥之夏，有友留杭应诊，予以情难却辞，兼之骄阳烈日之下，如火如荼，往来途中，救疗贫病。一方因天气炎热，思啖西瓜以解渴，乃向小贩购西瓜数担，投井中①，啖食之，顿觉凉爽异常。复因旅居市区，人烟稠密，房室受日光之照射，夜间入睡，暑气尚充满屋内，辄移榻廊下，招风纳凉，此诱因也。其症寒战如疟，毫不思食，且甚恶汤饮，盖寒湿蕴积，胃阳被困，自非大剂辛辣雄烈之药，则浊阴无由而去也。自拟一方，用柴胡四钱，桂枝一两，姜夏四钱，川朴三钱，草果八钱，高良姜三钱，干姜三钱，赤苓八钱，米仁八钱，遣役向药肆购配。药肆中人，见方大骇，不知所措，告以故，乃如数购配云。

附识：人知药以治病，而不知药亦可治药。汝之能容受如此大量之药者，前者系过服元参、麦冬、五味子，后者乃因热贪凉，及饱啖西瓜，简言之，皆被寒凉而造成此症也，故用大剂辛辣而不为过量。若寻常症候，宜以常量治之，断不可率尔操斛，以人命为儿戏也。慎之！慎之！

【按语】本案寒湿来自多方：长期服用寒凉阴凝之药，如元参、麦冬、五味子；夏暑热太过，耗散元阳之气；过服寒性西瓜，胃阳受损。此三因招致内寒盛，阳气耗，非重剂温中散寒之

---

① 投井中：当时家庭中很少冰箱之类的降温保温器具，所以夏季贪凉，常将食物置于井中，谓天然冰箱也。

剂，难以克敌制胜。其中所用方药及药量，非经验丰富、有胆识者不能为也。

其中案末之"附识"告诫我们后来者，要"慎之又慎"，不可盲从仿效，以致贻误病情。补充一下，许师平素体质较好，身材魁梧，则能忍耐如此药力。

伤 食

姥西某君，向有烟癖，每当吞云吐雾之际，又惯啜浓茶。平素面部时患湿瘰①，搔之觉甚痒，且秉性刚直，肝强可知，偶或感触，辄昏倦嗜卧，默默不欲语言。迨经过一二日之后，伏痰素饮如风起浪涌，倒翻而上，呕恶情状，甚为狼狈。倘不知其习性者，见之莫不骇然。戊辰春，某连日宴饮，过食厚味。宴罢归来，在中途微感风冷，乃招余治之。予用表里双解之法，第来势汹汹，表症虽罢，里热愈炽。其舌苔根部黄燥而厚，尺脉强而有力，但口不烦渴。余知其非传经热邪，乃风邪食积，脾约不输之候，合脉参证，肠中当有燥矢矣。遂于止呕清热剂中，加槟榔之攻积破坚、直达肠中为前导，连下燥矢获效。又在九月上旬，某又因奔走劳倦，骤觉毛发寒颤，惨惨不舒。脉之，右三部缓弱无力，苔虽灰黑，舌胖且大。余知其非湿浊上蒙清窍，而为内阻中焦所致，

---

① 湿瘰：因湿毒上扰而引发的红疹。

勉斋医诀与医话

立方用茅术、茯苓、豆卷、半夏、枳实、苡仁、泽泻之属，症减大半，后以轻剂调理而康。

【按语】"痰生百病食生灾"，痰食为病，互为因果。本案从症状到治疗如按"伤食"论治，非也！是从起因所言则然，如其所述"伏痰素饮""风邪食积，脾约不输之候""非湿浊上蒙清窍，而为内阻中焦"等皆非伤食之证也。

衰　脱①

方桥谢云锦君，与余友善。谢之令阃，患病月余，偃卧休榻，别无所苦，目为奇症，乃邀余诊之。病之诱因，为惊怖之余，复感时邪。某医作阴虚挟湿治之，虽见减瘥，而神倦言懒，杳不思谷②，舌无苔而白润，身有热而轻微，头部汗淋，齐头而还，似挟表邪，无寒热情状。表散徒耗气液，咳声清高，痰白而稀，确类蓄饮。第真元亏虚，温化恐劫营阴。脉左细小近驶，右微似欲绝。尺脉全无，胃气顿困，正合《内经》不治之候。措手綦难之时，继思友谊肯挚，固却为难，提毫思索，除和中醒胃一途，别无适当疗法。聊处一方，以尽厥责。病家复恳余治，余告以非不为也，力不能也。后延暨阳

---

①　衰脱：从字义上讲为衰竭而致元气脱失而亡。

②　杳不思谷：一点儿不想进食。谷为五谷杂粮，即食物，以示胃气将亡。

徐劲松君会诊。商用湖广术、云茯神、醒头草、白扁豆、生苡仁、生谷芽、淮山药、车前子之属。据云自服该方，大有转机之兆。讵知药物乃补偏救弊，人工究难强夺造化。数日之后，奄奄一息，仍归物化云。

【按语】本案素体元气不足，即脾肾两虚之象众生，虽许师用建中之法，也无回天之力。这说明肾与脾当以肾为先，脾为后，故曰"肾为先天之本，脾为后天之本。"又云"四旁失守，当以建中"，有时也难见功。

痰　热

王梦隐①善治温热，惜力诋温补，一偏之见，不无语病。惟案中痰热诸方，罗罗清疏，与众不同。梦隐亦不愧当代名医也。余治一黄姓老人，以耄耋之年，始因风热咳嗽，继则痰鸣气喘，不能平卧，人皆以为危矣。余观老人阴阳根蒂尚固，无虑其喘脱告变，乃痰热阻于窍络，兼挟肝阳之象。用桑菊、竹茹、兜铃、蛤壳、旋覆、冬瓜子、桔梗、杏仁、橘络等，仅服一剂，即连转矢气而瘥。仿梦隐之法而略为加减也。

【按语】此案药极轻清，味味着实，故药到病除。

疟　疾

有宋姓妇人者，深秋病疟，往来寒热，少阳症也。

---

①　王梦隐：即王孟英。

勉斋医诀与医话

医者不用小柴胡汤以和解之，反用常山、乌梅、草果而截止之服。后寒热果止，而病益困。及余往诊，病者自称畏冷。余谛思良久，问曰："头痛乎？咽干乎？目眩乎？"曰："一皆如君所言。"余猛悟《伤寒论》有云：太阳病表未解者，仍以解表为先。少阳为半表半里之经，羌、防乃解太阳皮毛之表，而投于少阳半表之表，决不中病。况其畏冷仍有作止之机，想系邪恋少阳而未解，欲解少阳之表，只有用柴胡以提少阳未尽之邪，借其枢以外达。而当时临证之际，病者忽手按左肋，推其意，似有痛难名状者。余因想到《金匮》肝著病以手揉胸也，方用小柴胡合旋覆花汤加茯苓、豆卷、六曲、谷芽之类，煎服二剂，诸恙顿除。

【按语】疟疾之病发达地区已很少见，多由西医药治疗，中医药已很少介入。

郑君身体素弱，患疟半载。医屡用首乌、鳖甲之属，计服八帖，兼服各种截疟丸，致痰饮结聚，中阳式微。一日，予因事访遇郑君，而乞诊焉。时虽严冬，气候尚觉融和，而郑君之恶风怯冷，已如老态龙钟矣。检其所服，大为惊讶，因晓之曰："病虽久延，表邪尚在，何以此为？"拟柴桂汤疏解表邪为君，草果、半夏、常山为臣，参须扶正敌邪，姜枣调和营卫，嘱服一帖。后据郑君报告，谓药后似战栗而非战栗，似昏糊而非昏糊。家人骇然，置之不理，倦卧终日。翌晨霍然。隔年二月，郑君予斋中，诊其脉，余知其疟将复作矣。乃调和营卫，温运中阳，服后仍然或作或止，遂就治于吴某，谓湿热挟积，连诊两次，力不能及。余视之，用六君加鹿角霜、柴、桂、砂、蔻、鳖甲、当归、煨姜之属，又改用川朴、党参、砂仁、佩兰、茯苓、当归、青蒿、半夏、丹皮、甲片、桃仁等。胃纳较开，而疟未除，又诣孙某诊之。谓有疟母，用鳖甲煎丸，画蛇添足，更属无谓。余察前方稍效而不能杜绝根株者，毋乃药浅病深之故乎，更近一筹，作湿伏三阴治之，用附子理中加桂枝、白芍、细辛、苡仁、泽泻、煨姜三钱，不图其效，突获痊愈，诚幸事也。然细思此方之所以效者，以疟久脾虚，於术能健脾也，疟久血衰，当归能补血也。况当归辛温，又于其体为宜，佐煨姜去痰浊而通神明，不治疟而疟自止。然前方屡用苓、半而不效者何也？以茯苓只能利湿，而不能健脾；半夏只化痰而不能培元，又况为诸药牵制，失其专效。然医之所以误治者，以其疟自夜发，有类三阴，殊不知此症见证，寒不甚寒，热不甚热，四肢倦怠，面无华色。呵欠者，阳气之不舒也；恶风者，阳气之退却也；舌滑者，痰饮之内蓄也；腹痛者，阴寒之内盛也。阳陷阴中，阴阳相乘，营卫偏乖，故夜发也。用药贵乎精专而不在多味。今医认症既错，用药之驳而不纯，其不效也不亦宜乎。

【按语】凡疟疾确诊之后宜用西药杀灭疟原虫，从根本上治疟，不必如案中辨治。若在西药治疗方法的基础上有其他症状，再议辨证论治。

予喜用术，以其味苦带甘，气甚芳香四达，功能健胃进食，扶脾止泻。凡久病脾胃虚弱，饮食少思，倦怠无力，面色萎黄，虚寒虚热，大便不实，小便频数，或清或长，诸如此类，用之皆有卓效。予治汤虎臣先生之犹子（住杭州清波门直街），患疟一载有余，医屡用草果、常山、青皮、枳壳及西药鸡那等，以致克伐太过，脾胃受戕。予用何人饮合四兽饮重用於术，约四十余剂高痊。

又治周巷吴女（忘其名），初因吐血，盈盏成碗，医屡用养阴清肺之剂，约百余剂无效。至予处来诊，彼自告绝望矣。予谛视其症，乃被阴凝太过，致伤脾胃，改弦易辙，或可图治。叠进补中益气汤合归脾汤、桂枝汤出入，方中重用於术，计服至五十剂始回复健康焉。

按：上案皆用於术，能收伟大之效如此，第祥其性质，於术功效，远不如天生野术之佳良。倘使改用天生野术，其收效又当何如乎。

【按语】若疟疾在西药治疗无效或少效的情况下，可如案中方法进行辨治。

痢　疾[①]

　　治痢常法，古谓行血则便脓自愈，调气则后重自除。此虽老生常谈，实有至理在焉。予自持此说治疗以来，苟病者能确遵医者之嘱，饮食有节，调护有方，因而痊愈者，不在少数。然而鲜见寡识之士，不探病之原委，其投剂也，每不中肯，一方因病者之要求，而急欲求愈，或止涩，或峻攻，毫不顾虑，以致轻病致重，重病致危者有之。

　　余姚东乡[②]有胡某，以开设小商店为业，家境不恶，堪称小康。时值八月上旬，偶因食物不洁，湿热积滞，以致脘部窒闷，身热腹痛，下痢赤白，里急后重，日二十余度。医者始通泻，后止涩，延久未愈。予谓止涩则留邪为患，通泻则直过病所，皆非适当之治，乃处当归、白芍、楂炭、银花、黄芩、木香、槟榔、莱菔子、赤苓、滑石等药，继续投之，并嘱渠蔬食旬余，使肠胃中积滞尽净也。

　　同时有渠之邻妇患痢，其症四肢酸重，神倦嗜眠，

-----

　　① 痢疾：对痢疾的认识，中西医不同。西医认为由痢疾杆菌所致，下痢赤白，并发热者；中医以症状命名，即凡下痢赤白，腹痛下泻者多称为痢疾。

　　② 余姚东乡：地名，为许师家乡。

勉斋医诀与医话

脘闷，身不发热，腹痛下痢，日十余度。妇以治胡某之方有效，乃持去配服二剂未应，甚为诧异。后逢予适出诊，遂邀诊焉。当处一方，如川朴、鸡金、砂仁、谷芽、当归、楂炭、赤苓、泽泻、乌药、木香之属，并告以后勿妄作主张，有疾必须问医而详行诊察也。

按：痢疾原因不同，用药亦因之各异，有热势迫急而下利者，以解热治标为先；有久痢而滑脱不禁，脉证虚寒者，以温脏固摄为要。至于湿热挟积，或湿滞不化，兼便脓血，而有里急后重之意者，随证可加入活血行气等药。所谓行血则便脓自愈，调气则后重自除也。

【按语】治痢疾的"行血、调气"之原则，证之临床，确为经验之得，治疗时需时刻记住它。中医药有许多方药（包括民间草药）都有很好疗效，如白头翁汤、葛根芩连汤、黄连素、地锦草、地榆根等。

哮　症

哮症有感冷而发者，有感热而发者，以余验之，感冷而发者居多，盖肺喜温而恶寒（此温字当作温养之温字看，不可作温热之温字解）。所以《内经》有云：形寒饮冷则伤肺。肺属金而主气，气主煦之，倘金寒水冷，无气温蒸，此哮症之所以频发不止焉。予治一谷姓室女，年华二八，面目虚浮，喘息不已，其母曰此女哮患从幼至今，迄未痊愈。曩昔或一年数发，或一月一发，今则一月数发，或数日一发，发时喘息抬肩，痰鸣如锯，痛苦状态，口难罄述。余诊其脉，小而迟，重按无力，询知胸前板冷，或稍受风冷而即发。其为上焦阳位不能如离照当空，而浊阴弥漫，痹滞不通无疑。遂用瓜蒌薤白汤①合二陈汤、白术泽泻汤加旋覆花、苏梗、桑白皮之属，复方图治。嘱服六剂，宿患顿蠲。

【按语】哮喘的治疗方法很多，总的原则是平时补肾，发时治肺。急则治标，缓则治本。治疗方法是止咳、化痰、平喘、消炎。

哮喘治疗对病情分析非常重要，年幼、年轻者主要是根治它，使其不复发。年老的是缓解症状，减少复发。发作时要强调治肺，重点是消除咳、痰、喘、炎四症。在未发作时要补肾为主，如补肾纳气、温肾壮阳、补肾益精，或冬病夏治，以提高抗病能力。

谢阿丰，忘其年，住乡，内人之侄也。据闻襁褓②时衣服寒暖失宜，遂患哮症，经年累月，屡发屡止。其叔庆南，曾供职于上海邮务总局，闻平湖严子和针灸有名，乃致书于其父，嘱其陪往医治。其父求愈心切，乃欣然从之，灸治数次罔效。后有人教用两头尖一撮，淡竹根一握，乘其发作，亟煎服之，果然一服便瘥，叹为神奇

---

① 瓜蒌薤白汤：瓜蒌、薤白、白酒（《金匮要略》）。

② 襁褓：意为婴幼儿时。

勉斋医诀与医话

不止。无如根深蒂固，成为窠囊①，初服虽效，继复如故，于是始信用汤剂疗法。投瓜蒌薤白汤合雪羹汤，加宣肺豁痰等药与之，隔数月，丰侄因事来舍，面述上药服后，病愈强半，继又发作，连服数剂，遂不复发。余闻其言，益信古人成方，用得其当，其灵验有如斯者。虽然用古人成方，谈何容易，要在审证确、察脉精，取舍抉择。药在人用，譬如用兵，要在运筹帷幄、随机策应。若图知剿袭，不知变通，真如赵括徒读父书，有何效验足述哉。前方之所以效者，全在瓜蒌薤白辛滑通阳以治标，雪羹凉润蠲化以治本。其余如紫菀、旋覆、三子之类，不过藉以佐使，而成为节制有用之师，和衷共济之力，战则必胜之意耳。

【按语】两头尖为老鼠屎，其功效难以确实，故不宜试用。其他治疗方法属经验之得，可以试用，如瓜蒌薤白汤合雪羹汤、三子养亲汤、旋覆代赭汤等。平时用补肺肾之剂，如七味都气丸、人参蛤蚧汤之类，元气不足，也可用紫河车研吞。

郑左，年越耳顺，向有痰喘。己巳春日，宿疾②大发，脉左关尺虚弦，右关尺沉实，腹部胀急，有如带束之状。喉间嗳咯有声，夜热冷汗，汗透衣衾，反觉舒适。

---

① 窠囊：即病灶所在之处。
② 宿疾：原来存在的旧病。

余知老人平素体力尚佳，遂断为实喘，而非虚喘。腹部如带束者，乃痰为流质，走窜无定，影响于腰。腰脐不济，故如带束。夜热冷汗，汗后较舒，以汗为液体，痰或内炽，逼液外出而为汗，汗后则气火疏泄，故反舒也。然左尺虚弦，似宜兼顾其本，以覆花、紫菀、苏子、莱菔子、干姜、五味、熟地、淡菜①、海蜇、荸荠合礞石滚痰丸投之，一剂而疾若失。

【按语】案中治疗老年性哮症，标本兼治，药食同用。旋覆、紫菀、苏子止咳平喘，莱菔子、荸荠、海蜇化痰止咳，熟地、五味子、淡菜补养肺肾，礞石滚痰丸豁痰清肺。其中淡菜、海蜇、荸荠为药食同治之品。

消　渴

消渴有三：上消属肺，中消属胃，下消属肾。然有似消而实非消者，不可不辨。侄媳郑氏，经停六月，忽患消渴，家人以为妇人之病，有关经产，请专科治之。乃专科不问皂白，妄作疟治，罔效。余诊其脉，左关尺颇涩，右三部重按至骨，却不能应指，心窃疑之，以为消症脉候未必如此，若断为经停而用通利。因有鉴于伊妯妊娠，其脉象有类于是。凭诸脉，脉有时而不足凭；凭诸症，恐亦难必其效。辗转思维，别无良策。望问之

---

① 淡菜：系有补益肾精功用的海产品，为贝壳类软体动物。

余，侄媳并详述前医作疟治之非。据云起居动作，勉可支撑，所虑者，夜间口渴，非有斗水，不能填其欲壑耳。言下颇有悚自危惧之意。予连诊四次，初诊，仿丁氏肺肾兼治，沙参、麦冬、石斛、肾气丸。复诊，用酸敛止渴。三诊，用白术散加葛根，及肝火上炎、柔金被克之例，无不用过，均乏应效。正思改弦易辙，乃忽患鼻衄，盖倒经①也。当此之时，病机已露，谁不能用平肝通瘀之剂哉？讵病者因此失彼，仓皇改就他医，用大剂石膏、知母、元参等药，冀希渴止，反致中阳替陵，胃纳索然。延至年底，偶与其姑口角，肝郁之极，心中疼热，气自上冲，所幸经水适至，肝郁尚有疏泄之机。余至斯，不觉恍然大悟也。夫厥阴内寄相火，其脉贯膈挟胃。前之消渴，今之脘痛，正坐此故。宗仲师乌梅丸法，制小其剂，连服而瘥。

【按语】古之消渴为多渴、多尿、多食，而人体消瘦之病症（又称三多一少），似今之糖尿病之类。此案虽有似消渴之象，但最后以倒经而破解，所以凡见"三多一少"者，非皆为消渴也。当今可以尿检或血检进行明确诊断，不易误诊。

李左，年约四十左右，善食易饥，面目虚浮，足跗浮肿。症延日久，来所求治。诊其脉，弦而滑，许为可治。用酸苦泄热法，生白芍三钱，川连八分，乌梅肉一

---

① 倒经：即每届经期则鼻出血，犹如经讯，故称为倒经。

钱，佩兰叶二钱，淮山药三钱，炙草八分，银花三钱，黄芪八分，山栀三钱，宣木瓜、稽豆衣各二钱。复诊，诸症减半，烦热较退，惟寐中时有盗汗，脉至弦缓，似觉邪火一撤，而空虚若谷也。遂逐前方去佩兰、黄芩，加白术、芪皮、淮麦。叠进数剂，盗汗亦止。后以党参、於术、炙草及阿胶、生地、归身等壮水潜阳，补土制木，至二十余剂，方始停诊。查此症古法用调胃承气或三黄丸之类，然水不济火，孤阳偏亢，腹无胀滞之形，何可妄施攻下。经曰：善食而瘦，谓之食亦。彼不揣其本而齐其末者，乌足矣语此哉。

【按语】本案似属当今之糖尿病，从"善食易饥，面目虚浮，症延日久"可知为久病难愈之症，所用方药亦为今治消渴之剂，故当属消渴证也。

肿　胀

肿胀名目甚多，不胜繁引，简言之，虚实寒热而已。然言之虽易，而治之綦难，故予于此症不敢自夸，尝慊怀嘱令病者广求医治，博采方药，使有相当裨益，而予心亦快然自慰也。惟丙子夏月所治一症，颇有记述之价值，故特记述如左[①]。陆家埠某庵有妙尼者，患肿胀重症，其师因钟爱甚切，求医问卜，遍延禳祷，病日以重。

---

　①　左：此指下文。

会吾乡有鲁某者，与其师有瓜葛之亲，前往探问。其师正念及姚北胜堰桥之神廊（额名天王殿），信为有辟邪降福之能，乃设法至该处，伴居数日，病如故，其师大骇。鲁某告以延予一决，以定去留方针。予至睹状，不禁为之咋舌。盖其证面浮而肿，腹大如鼓，腿大如斗，足部亦肿大异常，兼之热度甚高，神识昏瞀，大便闭结，小溲点滴不通。予思此症，在《内经》名之曰五实，其言曰：脉盛，皮热，腹胀，前后不通，闷瞀，此谓五实。五实者死，又曰身汗得后利，则实者活。由是观之，此症虽险恶，但治之得法，尚有一线生机。若委之不治，彼必告归，告归则必致不起。医为治人之术，安可袖手旁观而不救乎？遂毅然决然，勉许可治，如无效，然后归，亦未为迟。彼听予言，出于至诚，请处方。用连翘、黑山栀、川连、生竹茹、川贝、栝蒌皮等药，次日复诊，左臂及腰腹腿腨部发现红肿，不能转动，动则剧痛，叫号不休。其师不解，颇有愠色，予告以此乃病之机转，倘不痛不叫，则真无办法矣，于前方中酌加秦艽、桑枝、萆薢，一面嘱其设法购买西瓜数个（此时适当旧历六月上旬，市上西瓜尚未出售，乃设法向出处购之）。如口渴时，任其恣意啖食，又嘱其购买冬瓜一个，炖汤淡食。据云自此以后，小溲倾泻直注，畅行无阻，大便亦同时俱下，病减大半，红肿处变为水泡，痛亦逐渐缓解。乃酌拟一方，清风热以消胀缓痛，生津液而养胃止渴，嘱服多剂，迨最后视之，形容完全改变，前后判若两人矣。

【按语】此案妙在用二瓜治疗。西瓜清热养阴，生津增液；冬瓜清利湿浊，利尿消肿。两瓜之应用如此，足见许师当时为医界高手。

咳　嗽

上海济生堂岑炳煌君哲嗣，年事方刚，上年因患咳嗽，该地名医佥谓肺痨成矣，于是爱克司光也，肺病疗养院也，随声附和，人言孔多。余视其颜面，惨白无华，稍一言动，则气促益甚。据此数端，断为肺痨，亦不为过。惟细聆咳声，颇觉清朗，则殊非肺痨可比。盖肺为五脏六腑之华盖，位居最高，职司清肃，风邪滞于肺络，咳逆声嘎，此金实①之不鸣也。五心烦灼，咽痛失音，此金破②之不鸣也。今岑所患，无一于此，乃心肝郁火，冲肺为咳耳。他如唇红舌绛，小便短数，亦足征心为肝子。肝火旺则心火旺，遂授导赤散加朱茯神、川雅连、柏子仁、远志、紫菀、川贝母、阿胶，遵经旨则泄子例。服后谓有气自上而下，鸣响如水溪声，顿觉快感异常。惟咳嗽较甚，不知何故。余曰："新感旧患，弥生枝节矣。"

---

① 金实：肺气实，有邪之谓。
② 金破：肺气虚，气虚之谓。

询之果有头胀纳钝等证。急令前药停服，暂予轻清宣解。幸其尊人略谙医道，深以为然。余至斯，恍悟医有际运，洵非虚语，否则虽将遇良才，棋逢敌手，信仰不坚，疑窦丛生，反诋前药失当，可乎不可。继而咳嗽果瘥，原方去川连、木通，加桑、麻、黑栀、竹叶，清理通润，亦颇适应。再用肃肺和肝，摄纳衡气如旋覆、赭石、兜铃、紫菀、川贝、生白芍、鳖甲、牡蛎、牛膝、夏枯草、女贞子、冬瓜子等，出入加减，尽五十余剂痊愈。后岑以年事终了，赋归心切，乞拟膏滋调补。爰为酌定方案如次。

心肝郁火，冲肺则咳，面色惨白，形神萎顿。前投导赤散加味以治标，继进清肺柔肝以培本。咳嗽日见减瘥，精神日臻康复，无如体禀木火，不时气冲，当静默以制动，毋烦劳而自扰。盖冲脉动，则诸脉皆动，木扣金鸣，亦意中事也。拙拟清养肺气，使肺金得肃降之权。重药镇摄，纳肝冲于潜藏之道。此外加意防护，调节呼吸，相制适以相成，得不治而治之妙。鄙见浅陋，未散云当，敷陈一二。录候教裁。

西洋参一两，旋覆花三两，制香附八钱，丹参三两，淮牛膝二两，京川贝二两，枇杷叶二两，夏枯草一两，远志肉八钱，女贞子三两，叭杏仁二两，冬瓜子三两，北秫米三两，细生地四两，旱莲草二两，炒紫菀二两，潼蒺藜三两，广陈皮一两，白归身二两，左牡蛎四两，代赭石二两，滁菊花一两，白茯神三两，大白芍三两。

上药二十四味，煎三次去渣，加龟板胶半斤，鳖甲胶半斤，用陈酒炖烊，冰糖半斤，熔化收膏，每早晚开水冲服两匙，如遇伤风或积滞，亟行停服，切切注意。

【按语】本案所可学者为文末之膏方的演示。今之冬令为中医膏方季节，人们为了健康养生，争相开膏方进补，但医患中不免出现种种乱象。医者到处开膏方，纯属营销之类。患者不管身体是否要补，盲目进补，结果食闭纳呆，适得其反。有的反而吃出病来，有的医生开的膏方熬不成膏。

遗　精

遗精一症，古人谓有梦心病，无梦肾病，又云有梦而遗者轻，无梦而遗者重，然亦不能尽拘。如青年男子，身体壮盛，久不行房，精蓄过多，无梦施泄，此乃满则溢之理，非病也。反之有梦而遗，在古人固谓之为心病，而属轻症者矣，第据予所见，亦不尽然。郑巷邻近有鲍某者，家居以务农为业，人颇诚朴。丙子春，据云患一病，甚奇异，或延巫禳祷（俗谓之打醮），或避居神庙，或数人伴卧，意欲借此以驱逐病魔（乡人之于迷信类多若此）。后因迄无应效，延予往诊，为处凝神清火之方以归。临行时渠等恐如此奇疾不能出门就诊，深以为虑。予答应途中如遇不测，予当完全负责。越数日，渠果来诊。详询病之起因，由遗精而起，且寐中精神恍惚，必有素相熟识之妇人纠扰床头，因之阴茎勃起，比及醒觉，已云雨巫山①矣。告以此诊必有效，毋恐。其方用炙龟板、生白芍、天门冬、青龙齿、炙远志、夜交藤、左牡蛎、砂仁、黄柏等药，方中重用黄柏直清相火以治标，龟板、白芍、远志、龙蛎等养阴宁神以顾本。火清则施泄无权，而封藏自固，神宁则心君泰然，而淫梦不扰矣。

由上述观之，吾人之于医学固宜博览群书，而临证之际，尤其敏思颖悟，深造理智。所谓学于古人而不为古人所囿，趋于时而不为时流所撼。顾吾同仁，幸注意之。

【按语】对青年男子遗精要正确认识：一这是正常的生理现象，不要为此而惊恐，十三四岁出现第一次遗精，可告诉父母，得到应有认知。二过度遗精非生理现象，多为病理变化，主要包括两方面：一种是神经衰弱所致，如长期无度自慰；另一种为局部炎症，如前列腺炎、精囊炎等，都必须求医。

吐　血

吐血有用独参汤或归脾汤者，古人所谓血脱益气是也；有用镇阴煎或附子理中汤者，古人所谓引火归原是也；有用童便、秋石合六味地黄汤者，古人所谓滋阴潜

---

① 云雨巫山：形容遗精时的情况。

阳是也；有脉滑数、体壮实，盈盏成盆，狂吐不已，用仲景大黄黄连泻心汤之苦泄通下者，近世所谓诱导疗法是也。予自问世以来，对于血症，用上述疗法，治效者甚伙，故教授诸生，辄以探索古书，研究古人成方相勖勉，盖予心戆直，略有所得，不甘藏拙，而相习既久，亦颇靡然风从焉。一日，予在诊察所，诸生环聚侍诊，有两人患吐血之症，前来求诊。其一用苏子、枇杷叶、降香、牛膝、仙鹤草、茜根炭、藕节炭、薏苡仁等药，其二用鲜茅根、鲜竹茹、侧柏叶、藕节炭、黑山栀、女贞子、旱莲草、山茶花等药。处方毕，挥之去，诸生不解。告之曰："古人成方，乃规矩准绳，康庄大道，由之而莫能外。然必殚精竭虑，研究有得，与证相符，斯用之有效。今兹所治，详察症候，未见针对，故另辟途径，出撰此方耳。又如作文，古文家辄喜引证典要以自重，而时文家但求畅达以适用。意者予亦趋向时宜者乎。"诸生相顾笑曰："夫子真妙趣横生，循循善诱者也。"

【按语】案中所列止血的方药很多，此为一种急症，是止血为第一要务，医患不要恐慌忙乱。第二要争取时间急送医院。第三要选用正确的治疗方法。

内　衄

《千金方》曰："吐血有三种，有内衄，有肺疽，有伤胃。内衄者，出血如鼻衄，但不从鼻孔出，是近从心肺间津液出还流入胃中，或如豆羹汁，或如血凝停胃中，因即满闷便吐，或去数斗至一石是也。"予初不之信，以为人之吐血，安有如此之多。近年以来，始遇一症，原因不明，突然上吐下泻，血色紫黯，约有数斗，绝类霍乱。家人张惶万分，邻里睹状骇极。其戚城中叶某，介绍予诊之。相偕由郑巷站乘车前往，逾十余分钟而至。至则吐泻已止（此吐泻指血而言），但察其脉，尚觉沉小微弱，绝无实大弦牢，或豁然而空之象。予思脉象如此，决无不测之虑，乃以益气养血之轻剂予之，以其无虚脱现状也。

　　按：前人论血症，谓呕吐，胃也；欬、唾、衄，肺也；痰带血，脾也；咯血丝，肾也；溺血，小肠、膀胱也；下血，大肠也；牙宣，胃与肾虚火上炎也；血从汗孔出者，谓之肌衄；从舌出者，谓之舌衄，心与脾也；从委中出者，谓之腘血，肾与膀胱也。上述一症，其血上吐下泻，类似霍乱，其由胃肠而来者，已无疑义，然究属罕见。予亦不过仅遇耳，志此以示病变无常，并以证《千金》记载之确凿也。

　　【按语】内衄为体内组织器官出血之证。案中所述杂而繁复，可参考，但要详解内衄，可读唐容川《血证论》。

疫　痉

　　痉挛之名，古书所无，近几年间，沪上此症盛行，其死亡率甚为可怖，社会呈杌陧不安之象。医者有束手无可如何之慨。当民十八年，此症猖獗时，西医借宣传之力，夸耀社会，沪上神州医药总会为应付环境起见，曾开会讨论，结果以为斯症在中医名之曰痉，而其如徭役之传染，则为疫痉，疫痉之命名，殆基乎此。至本病之症候，据报纸所载，有谓属温病性者，有谓属伤寒性者。主温者曰："此症头痛项拔，乃血燥生风，神经失养，脑部充血也。"主寒者曰："寒湿凝滞，经络不舒，督脉不用也。"又张山雷曰："此症与痧闭无异，苟不急为开通，稍迟无及。"继复述其家人患此，均用拔痧法，扭项前三行，立即牙关自开，脱险而愈。卢觉愚曰："脑膜炎为脊髓膜炎之简称，远西医学。"于此记载甚详，曰肺炎性脑膜炎，曰感冒性脑膜炎，曰化脓性脑膜炎，曰出血性脑底膜炎，曰结核性脑膜炎，曰慢性脑底膜炎。就中结核性、慢性脑底膜炎二种，取慢性经过外，余皆取急性经过。所谓急性传染病也，尝有健体突然发病，十二至三十六小时即行毙命者，故有电击性之称。然其所谓电击性者，实吾医急惊风之类耳，惟寻常之急惊，必经过数日壮热而始发觉者，此则一起即发现惊风状态，故谓之有时行性可，谓之无时行性而为寻常之惊风也则不可。犹之霍乱本为常见之病，至寒疫霍乱，沿门阖户，早发夕死，夕发早死，两者相较，确有不同。故此症用药，如回天再造丸、苏合丸，及虫类追风，弛缓神经，或可苟同，而命名不得不为区分也。此外尚有加味雷击散一方，杭州市国药业工会曾经制赠，其仿单云：治脑膜炎初起时，头痛或发冷，重则背脊筋抽，四肢抽搐或麻木，眼睛发红，牙关紧闭等。其他如重伤风，及诸般寒闭急痧等症，均奏效如神（如遇起病时，或吐或泻者，忌服。收藏时，慎勿泄气及受潮）。此录其方于后。

牙皂五钱，荆芥五钱，粉葛根五钱，桔梗二钱，广藿香三钱，北细辛五钱，白芷一钱，生甘草二钱，防风二钱，麻黄（去根结）三钱，苏薄荷二钱，贯众三钱，法夏曲二钱，明矾五钱，明雄黄二钱五分，广木二钱，陈皮二钱，朱砂三钱。

上药共研细末，每服一钱三分。先以三分吹鼻孔，再以一钱开水送服，服后或吐或汗，均佳。如三小时内不见效，以葱头三枚煎汤，再服一钱，以汗吐为度。按：国医每以寒热虚实、温凉补泻为断病决药之重要条件，吾人以方测病，知上列雷击散加味一方，其主治属风寒性者，殆无疑义，否则不可妄施，当详察症候，属寒属热，随机应变，分别论治也。

【按语】疫，说明有传染性；痉，系以抽搐为主症的病症。此为急危重症，必须严密观察，认真治疗。此病证从现代医学认识，多为神经系统的传染病，如脑膜炎之类，或脑血管疾病等。

霍 乱民十八年旧作

霍乱一症，确有阴寒疫邪，从口鼻传入，犯胃则吐，乘脾则泻，人身有限之精华，安能供孤注一掷。竭泽而渔，生命不亦殆乎。其现证与伤寒直中三阴，显然无异。民十八年夏，我姚亢旱异常，河流干涸，舟楫不通，饮料之碍其卫生，生冷之伤其脾胃。初则相安无事，潜伏不觉，及交秋令，厥疾暴发，先是盛行于城区一带①。堂侄开炎，偶往城中购物，瞥见街头巷尾，死亡枕藉，厥状甚惨，彼乃深为怅惜。甫行抵家中，骤觉阴寒彻骨，煞时倒地。家人扶之登床。余觉其呵欠频频，有似疟状，谅无大碍。谁料不一时而症象大变，洞泄无度，四肢逆冷，两足筋隆起如拳，吊痛，目陷螺陷，语音骤低。余至斯恍悟此古人所谓吊脚痧者是也，乃急命姜艾灸擦，灸至三小时之久，病势稍缓，其家人释然，方进午餐。余恐有变，前往探询，骤见目瞪口呆，危达极点，促其家人一面仍用灸法，随拟姜、附、术、草，挽坠拯危，以冀有效。不谓延至夜半，魄汗淋漓，湿透衣衾，骎骎欲脱之际，适其戚中有荐某医为治者，于是急足奔往，其方用附子理中汤加肉桂二钱。煎服之后，厥逆虽和，

---

① 城区一带：发病的地区为余姚城区所见，具有一定的真实性。

勉斋医诀与医话

而心中如焚，神情躁扰，甚至欲坐卧泥水之中。如是经过七八小时，病者忽伸手索食，与以饼饵，啖食一如常人，且双目炯炯有光，自言自语不休。家人以为邪祟为患，而不知其为暴食除中也。同时彼之婶母亦惨罹本病，因鉴前车之失，乃专令挑刮，结果吐泻不止，心中燃烧而死。其子开森，吐泻之后，已能起立行走，至夜暴亡。又其媳以救急雷公散掺脐中，上置姜片，用艾灸之，得庆而生（按：雷公散对于本病，历验多人，奏效神速，较之西医用食盐水注射，有过之无不及。此药杭州胡庆余堂有售，如遇亢旱之年，可购备之）。

是疫也，族人以及邻近传染毙命者，曰十余人。煞时风声传播，骇人听闻。余自此次经过，探寻各方，研究多时，卒莫能得其要领。后阅盐山张锡纯先生，对于本病，似有所发明。其言曰："本病吐泻不已，病毒可由肠胃而入心，更由心而上窜于脑，致脑髓神经与心俱病，左心房输血之力与右心房收血之力为之顿减，是以周身血脉渐停，而通体皆凉也。故治此症者，当以解毒之药为主，以助心活血之药为佐，以调阴阳奠中土之药为使。爰拟急救回生丹、卫生防疫宝丹二方。急救回生丹：镜面朱砂钱半，粉甘草细末一钱，冰片三分，薄荷冰二分，共研细，分作三次服。病急者，四十分钟服一次；病缓者，一点钟服一次，开水送下。此方宜于霍乱之偏热者。

卫生防疫宝丹：粉甘草细末十两，细辛细末两半，香白芷细末一两，薄荷冰三钱，冰片二钱，镜面朱砂三两。先将五味和匀，水泛为丸，若绿豆大，以朱砂为衣，勿令余剩，俾光滑如痧药。先服八十粒，隔点半钟再服八十粒。轻者服一次即愈，重者服三次亦必愈。此方无论霍乱之偏凉偏热者皆宜。若霍乱吐泻已极，精神昏昏，气息奄奄，虚极将脱，危在目前。病势至此，从前之因凉因热，皆不暇深究，惟急宜重用急救回阳汤，固其阴阳之将离。此汤虽为回阳之剂，实则交心肾和阴阳之剂也，服此汤后，若身温脉出，觉发热有烦躁之意者，宜急滋阴分，若元参、生芍之类，加甘草以和之。"其言如是，可知霍乱之心中烦躁，与《伤寒论》少阴病虽相类似，实则彼系阴盛格阳，此乃霍乱毒菌内扰心脏所致。现证同而病因异，当此之时，若复拘泥四逆成法，不几铸成大错乎。虽然，张氏学验，固甚卓拔，惜当时未经试用，究亦不能按霍乱一症，议论纷纷，莫衷一是，古今同慨。至今上所述，迄无征验，不敢臆断。此关于晚近所见者而略陈之，倘亦为留心研究者所乐闻乎。

一曰病名之含糊不清也国医通病，大抵以直觉所得之症候为病名，不以病所及病原为病名，如感冒轻症也，其症没有上吐下泻，甚者兼有头痛恶寒、发热腹痛之候。而世俗以其吐泻，辄以霍乱相告，而医者于此，亦必以霍乱为辞。讵知霍乱为急性传染病之一种，译名为虎烈拉，其确切之主症，为突然作剧烈之上吐下泻，大便始呈胆汁色，继则类米泔汁，腹不痛，体中水分因排泄太多，不能补足，乃容貌即起变化。面庞削小，鼻梁隆起，眼球陷没，且绕暗晕。皮肤干燥，螺纹枯瘪，体温有降至三十度者。神经因失水分，起疼痛性筋肉痉挛，而尤以腓肠肌为甚。脉细而沉，或全无。声音嘶哑，因以致死。

上述种种，试问感冒性吐泻，有此等症候乎？余杭章太炎先生云："霍乱无有不吐利，吐利不必皆霍乱。"千古聚讼纷纷之疑案，寥寥数语，经其道破，确当如此。吾是以深佩章氏之真知灼见，裨益于国医学之功绩不少也。

二曰与急性肠胃炎之症候相类也。徐氏灵胎以为仲景大论所谓霍乱者因于伤寒，而今吐利，出于夏时，则非霍乱，四逆汤服之必死。厥后王孟英继之，作《霍乱论》，其自序云："霍乱之属热云，主病之常见也，众之所同也；霍乱之属寒者，他气之逆也，人之所独也。"后人因之，对于霍乱，往往有属热属寒之争论者以此。予常观察孟英治霍乱所著称，如燃照汤、蚕矢汤一类方药，揆诸实际，乃治急性胃肠炎之症，非霍乱也。考急性胃肠炎之症候，亦有上吐下泻，目陷螺瘪，足筋吊痛诸症。曾治某甲，夜间忽患腹中绞痛，上吐下泻，其势甚剧。次晨往视，以上诸症无不异具，且四末亦见微厥，惟舌赤无苔，扪之干，略有呓语为异耳。予乃断言为急性胃肠炎，而非霍乱，用鲜生地、鲜石斛生津等品，暂济其急，继则用孟英蚕矢汤以消解其炎，最后用驾轻汤与致和汤两方出入收功云。总之，通常感冒性吐利易与此症想混，急性胃肠炎尤与此症类似。宁波有范文虎者，能医而名噪一时者也。对于此症，亦犹豫而莫测高深（见章太炎先生答范文虎书）。吾是有感于国医之立名不正，为其目眯黑白者，不知几许人。贤如范君，尚且不免，而况其他乎。

【按语】本文详细记录了当时霍乱发病的真象，为西医所称的真霍乱，不但传染性大，而且死亡率高，传播范围广。中医治疗方法有一定能量，但也显得无力，治疗方法各有其说，可阅下面附录。

附：

章太炎先生答范文虎书

民国十五年夏，鄞范文虎以书问曰："前此二十载，霍乱大作，非大附子一两连三四剂不治；前此五年，霍乱又作，以紫雪和生姜汁，井水冷调服亦愈；去岁霍乱又作，以酒炒黄芩一二两治之；今岁霍乱又大作，仅用王清任解毒活血汤，进三四剂，服后化大热得已，而进姜附者多不救。将岁时不同，不可执一乎？"答曰："严用和云：吐利之证，伤寒伏暑皆有之，非独霍乱。医者当审而治之。夫常病之吐利者，自肠胃涌泄而出，是以利必有溏粪，吐必有余食。霍乱之吐利者，自血液抽汲而出，是以溲如米汁，而溏粪余食罕见，且肠胃亦不与相格拒。无腹痛状，心合于脉，脉为血府，故血被抽汲则脉脱，脉脱而心绝矣。夫以血脉循环，内摄水沴，其凝聚之力甚固，曷为不能相保。使如悬雷奔瀑以去哉，此土则以为寒邪直中少阴，西人则意味血中有霍乱菌。二说虽殊，要之邪并血分，心阳挠败，力不能抗则无异。俗方或取明矾、石榴皮、铜青为治，皆能杀菌。用大方惟通脉为主，是犹冰法攻守之异也。王清任之解毒活血汤也，欲两有之以为功，其主药乃在桃仁、红花。红花五钱，行血通脉之力亦不细；桃仁八钱，则入血杀菌之功伟矣。足下又以其方进三四剂，所以治有奇效，非夫徐王歧说比也。然清任自云，一两时候，汗如水，肢如冰，是方亦无功，仍以附子干姜大剂治之。然则始起即厥者，必急用姜附可知也。足下谓今岁进姜附多不救，此进姜附者何人哉？意其诊断不审，以伤暑吐利为霍乱，则宜其不救矣！非遽无常病也。长夏暴注，泪泪乎不可止者，其剽疾亦与霍乱相似，医者狃于所见，遂一切以霍乱命之。识病先误，其药焉得有效耶？去岁用黄芩而愈者，亦必肠胃常病也，凡嘱吐利，轻者进六和汤亦得止，甚者以半夏泻心汤与之，十愈八九。及霍乱作，而半夏泻心汤不足任者，以其所吐利者出自血液，而非肠胃水谷之余，故合芩、连、干姜、半夏之力，而不足以遏之也。若夫肠胃常病，则黄芩擅长矣，仅以为霍乱初起，腹不作痛，利如米汁，其可断为霍乱已明。惟厥逆未见，或不敢遽与四逆，而理中平缓，不足以戡乱禁暴。专任黄芩，又有不辨阴阳之过，无已。可取圣济附子丸为汤（生附子一钱，干姜、黄连各一钱五分，乌梅二钱），以附子强心，以干姜、黄芩止吐利，以乌梅杀菌。每服六钱，是亦与清任第一方同功，贤于专任黄芩万万也。紫雪生姜汁治法，仅记前五年霍乱作时，亦多附子得起。此仍四逆流亚，不知服紫雪生姜汁者，果何证状？恐肠胃不调，吐利之候，必非真霍乱也。足下以为如何？

【按语】此两先生对答商榷的情形，记录了当时中医界老一辈治学、护学的精神状态，可嘉可贵！当今后学应学习之。